Sutures chirurgicales

Un manuel pratique sur les nœuds chirurgicaux et les techniques de suture utilisées dans les premiers secours, la chirurgie et la médecine générale

Nathan Orwell

Droits d'auteur © 2022 Nathan Orwell

Tous droits réservés.

Tous les drois sont réservés.

Ce document vise à fournir des informations exactes et fiables concernant le sujet et les questions traités. La parution est vendue avec l'idée que l'éditeur n'est pas tenu à fournir des services de comptabilité, officiellement autorisé ou qualifié autrement. Si des conseils juridiques ou professionnels sont requis, une personne exerçant la profession doit être nommée. Il n'est en aucun cas légal de reproduire, de dupliquer ou de transmettre n'importe quelle partie de ce document sous format électronique ou papier. L'enregistrement de cette publication est strictement interdit et la sauvegarde de ce document n'est autorisé qu'avec l'autorisation écrite de l'éditeur. Tous les dRets sont réservés.

Les informations fournies dans ce document sont déclarées vraies et cohérentes, car toute responsabilité, en termes d'imprudence ou autre, de toute utilisation ou abus de toute politique, processus ou direction contenue dans ce document relève de la seule et absolue responsabilité du lecteur destinataire. En aucun cas, aucune responsabilité légale ou faute ne sera prise envers l'éditeur pour toute réparation, dommage ou perte monétaire dus aux informations contenues dans ce document, directement ou indirectement. Les informations contenues dans ce document sont fournies à des fins uniquement informatives et sont universels. La présentation des informations est sans contrat et sans aucune sorte de garantie. Les marques utilisées dans ce livre sont utilisées uniquement à des fins de clarification et sont de propriété des propriétaires eux-mêmes, sans aucune affiliation à ce document.

La médecine est un art que nous exerçons en attendant de le découvrir.

Emile Deschamps

Sommaire

CHAPITRE 10 Les principales techniques de suture : les bases 121

INTRODUCTION

Il ne fait aucun doute qu'une belle suture représente une belle satisfaction à la fois pour le chirurgien (qui a bien fait son travail), et pour le patient (qui n'aura pas de grosse cicatrice).

Il s'ensuit que savoir faire une belle suture est une véritable forme d'art, surtout lorsque vous vous retrouvez à devoir travailler dans de petits espaces et dans des conditions plutôt difficiles, sans parler des complications tant redoutées.

Les sutures de chirurgie plastique, lorsqu'elles doivent être effectuées dans des points visibles du corps, ne doivent laisser aucune trace. Pour que cela se produise, il est nécessaire d'avoir l'expérience mais surtout une bonne technique.

Mais quel est le but de la suture ? J'ai commencé par parler de beauté, mais il est clair que ce n'est pas l'objectif principal, ce n'est pas une question de laisser des traces ou non, je dirais plutôt que la raison principale réside dans la capacité de rétablir l'intégrité anatomique de sort à favoriser le début du processus de guérison.

La guérison est importante car elle ne permet pas la perte de fluides biologiques ou de sang, rétablissant ainsi la « frontière » entre le corps et l'extérieur. Parmi les matériaux nécessaires à l'exécution de la suture, nous trouvons ; les aiguilles, le porte-aiguille, les fils et les pinces. Le chirurgien décide en fonction de divers facteurs du mode d'intervention et du type de suture le mieux adapté.

Sur un plan historique, je me suis interrogé à plusieurs reprises sur les origines mêmes de cette pratique. Il vous suffit de regarder les découvertes du monde antique et il vous sera facile de comprendre comment elle était déjà présente, puis abandonnée pendant les siècles sombres du Moyen Âge, C'est la période d'une méthode appelée cautérisation. Un fer chaud qui été placé sur la plaie afin de stimuler l'hémostase en faisant hurler la pauvre victime de douleur.

Cette pratique a probablement été utilisée sous sa forme rudimentaire même dans la préhistoire, lorsque le corps d'Otzi a été trouvé, de nombreuses choses ont été trouvées dans la glace, y compris un champignon aux propriétés antiseptiques. A cette époque les os étaient utilisés pour coudre les peaux afin de se couvrir du froid, il n'est pas exclu qu'ils connaissaient les techniques de saturation des plaies.

Sur la peau d'Otzi, il y a des tatouages en correspondance de certaines lésions, ce qui suggère l'utilisation d'une forme de pratique rudimentaire. Mais toutes ces connaissances n'étaient pas en possession uniquement des hominidés, mais aussi de cultures plus avancées telles que les Egyptiens, les Indiens, les Chinois et bien d'autres jusqu'à nos jours.

Indépendamment du côté historique, tout au lond de ce livre, nous aborderons les sutures non seulement du point de vue des différentes techniques qui distinguent les sutures simples de celles un peu plus complexes, mais aussi les nœuds, afin d'apprendre leur mode d'exécution.

Lorsque vous devez effectuer une suture, vous suivez plusieurs étapes allant de l'évaluation à la réalisation avec la technique la plus appropriée, après avoir quitté la clinique ou le bloc opératoire, il est important de savoir comment en prendre soin et pendant combien de temps. Ce livre vise tout simplement à rendre cette approche moins compliquée qu'il n'y paraît à un premier regard.

Au fil des années, non seulement les matériaux, mais aussi les techniques ont subi un raffinement et un développement plus importants. Aujourd'hui, toutes les techniques sont utilisées dans des conditions aseptiques et avec des outils qui facilitent le traitement.

Cependant, il convient de souligner que de nombreux principes n'ont pas changé au fil du temps et doivent être suivis si vous voulez obtenir une suture d'un certain type, tout en maintenant l'intégrité des tissus. Le but de la suture n'est pas seulement de joindre deux lambeaux de peau, mais également dans de nombreux domaines. Les applications les plus courantes où vous pouvez effectuer une suture sont :

- La fermeture des incisions. De cette façon vous aurez une guérison primaire

- Le rapprochement des marges, avec le soulèvement d'un lambeau nous aurons une cicatrisation secondaire
- Le processus d'hémostase est stimulé surtout en présence de saignements
- La liaison des vaisseaux
- L'anastomose se pratique en approchant l'extrémité des vaisseaux, un exemple est l'intervention de pontage vers le cœur
- Les nerfs ou les tendons qui ont été sectionnés sont réparés
- Les tissus peuvent être ancrés afin d'avoir un meilleur espace opératoire pendant l'intervention

Certains croient que la phase de suture est simple, en fait, elle peut aussi représenter la phase la plus compliquée et délicate de toute la chirurgie. S'il y a un oubli ou une erreur, il peut y avoir des problèmes dans la phase post-opératoire. Beaucoup d'entre eux incluent :

- La rupture de la suture
- Mauvaise cicatrisation
- Saignements postopératoires
- Infections
- Hernies incisionnelles

Ce livre veut offrir un aperçu des bases qui incluent le processus de suture mais aussi tout ce qui tourne autour de celui-ci, de l'évaluation jusqu'au choix de la technique, sans oublier les soins qui doivent être faits avant et après l'intervention

CHAPITRE 1
Évaluation de la plaie

Les plaies ne sont rien de plus que des blessures de nature traumatiques ; elles peuvent affecter une partie superficielle ou profonde. Leur classification dépend de la profondeur, de la morphologie, de la contamination et de la gravité.

Il est essentiel d'effectuer un premier bilan car il permet de comprendre l'étendue d'une plaie, sans oublier les répercussions qu'elle peut avoir sur la zone touchée ou sur l'organisme entier.

Généralement, en milieu hospitalier, la gravité d'une blessure est évaluée par le code d'entrée de la salle d'urgence. La couleur rouge fait référence aux plaies pénétrantes qui peuvent être proches des fonctions vitales, en ce sens, je me réfère à la tête, au cou, à la poitrine et à l'abdomen.

La couleur jaune est utilisée pour les grandes blessures, avec une altération probable des fonctions vitales pas encore en place. La couleur verte est utilisée pour les plaies superficielles qui ne présentent aucun danger pour la vie. Le blanc est utilisé pour les blessures qui ont eu lieu au cours de la journée.

La principale caractéristique prioritaire dans le traitement des plaies est le processus d'hémostase, en général, il est provoqué par une légère compression sur la plaie. Si la situation l'exige, vous pouvez attacher un contenant, si la blessure est profonde, vous pouvez insérer un safran pour faire un examen peu de temps après.

- L'anamnèse est également une étape importante, le patient doit dire au personnel médical comment il a été blessé, sans oublier les facteurs tels que les pathologies, les allergies et les thérapies utilisées. Cette description de la situation permet au chirurgien de comprendre les mesures à prendre.

- Le traumatisme qu'il a subi nous permet de comprendre l'énergie en circulation, qui de toute façon est directement proportionnelle à la masse et à la vitesse. Les lésions sont causées par divers mécanismes, dont :

- La force de traction ou déchirure
- Compression ou écrasement
- Frottement ou rampement
- La torsion ou l'éclatement

L'objet à l'origine de la lésion peut être un objet tranchant, un corps contondant, un couteau ou une arme à feu. Si la blessure est causée par un couteau, il est possible de prédire non seulement la direction, mais aussi la longueur de la blessure. Dans les blessures par balle, il y a un trou d'entrée et, dans la plupart des cas, un trou de sortie, mais ici, contrairement à l'arme blanche, il n'est pas possible de prédire avec précision la trajectoire de la balle, ce qui peut avoir causé plus de dégâts que vous ne le pensez. Une plaie est également causée par une intervention chirurgicale où le médecin doit suturer la zone en essayant de la restaurer telle qu'elle était auparavant.

Chaque plaie peut présenter un degré de contamination différent, cela dépend en grande partie de l'environnement, si je fais une coupure avec un couteau ou avec un fer rouillé, la contamination sera complètement différente dans les deux cas.

En outre, le type de traumatisme, la présence de corps étrangers à l'intérieur et surtout le temps écoulé jouent un rôle fondamental. Dans les plaies provoquées par des morsures, il existe un autre degré de contamination, qui peut entraîner une infection grave. Si le temps qui s'est écoulé depuis la morsure est élevé, il est possible de prévoir des retards inhérents au processus de guérison.

La prolifération bactérienne a tendance à commencer dans le corps après trois heures, ce qui entraîne un risque accru d'infection. La phase suivante implique l'examen objectif où la forme et l'état de la peau sont évalués. Dans cette observation, il est essentiel de s'assurer qu'il n'y a pas de fractures ou de déficiences des muscles, des veines ou des vaisseaux.

Toutes les zones ne sont pas identiques, si je me fais mal à la tête, mon risque d'infection sera inférieur à celui de mon pied ou de ma main. Un visage blessé peut présenter le problème de l'esthétique qui peut être résolu avec des sutures spéciales, mais ne court pas le risque d'avoir une infection par rapport à d'autres zones du corps.

Les mains et les pieds ont un autre niveau de fonctionnalités, étant des zones anatomiques riches en tendons et nerfs. Il y a aussi des parties du corps qui, de par leur nature, ont une forte charge bactérienne, comme les organes génitaux, la bouche, le nez et les aisselles. Lors de la première étape du diagnostic, il est nécessaire de procéder à des évaluations radiologiques appropriées si nécessaire.

Les plaies peuvent également être distinguées par la forme qu'elles présentent, dans ce cas, nous pouvons avoir :

- Abrasions : impliquent les couches superficielles
- Plaies avec lacérations : elles sont causées par un fort mouvement de traction, avec des corps étrangers à l'intérieur
- Amputations : elles sont nécessaires lorsque la partie infectée n'est plus récupérable ou risque de compromettre la santé du patient
- Plaies coupées : selon l'objet qui a causé la coupure, vous pouvez comprendre la profondeur, dans ce cas, la guérison est plus facile et les dommages à la peau sont marginaux
- Plaies avec objets pointues : elle présente une ouverture minimale et le reste n'est pas visible à le chas nu
- Ecchymoses avec déchirure : elles sont causées par un fort mouvement de traction

En plus de l'emplacement et de la forme, il est essentiel de pouvoir comprendre l'état de santé de la peau, surtout si des traumatismes ont surgi avec une énergie élevée qui implique un risque élevé d'infections. Les renseignements recueillis à ce stade du processus d'évaluation servent à guider la stratégie du médecin.

Une fermeture initiale de la plaie peut être effectuée si les marges sont accessibles sans causer trop de tension et si aucune infection n'est présente. Le processus de guérison dans ce cas a lieu par réépithélialisation suivies d'une cicatrice avec des caractéristiques linéaires.

Une seconde fermeture peut être mise en œuvre quand les marges ne sont pas régulières et même inaccessibles. Dans ce cas, la cicatrisation se fait par rétractation, avec une cicatrice assez évidente. Si la blessure est infectée, il faut attendre que l'infection guérisse et ensuite fermer les bords.

Les plaies, comme nous l'avons déjà dit, sont des lésions tissulaires, peuvent être formées avec un agent mécanique ou non, et ont un degré différent de profondeur et de direction. Ils sont classés selon :

- Organismes impliqués
- Agent déclencheur
- L'action
- Le type de blessure

Les étapes qui font partie du processus sont au nombre de huit, à savoir :

1. Hémostase
2. Anamnèse
3. Propreté

4. Anesthésie
5. Vérification des plaies
6. Irrigation
7. Intervention
8. Traitement

Les plaies ont leur propre priorité qui varie en fonction de la gravité, les codes sont :

- Rouge : concerne les plaies pénétrantes présentant une altération élevée des fonctions vitales
- Jaune : concerne les plaies étendues qui ont un compromis possible au niveau des artères ou des veines, ont un saignement élevé. Dans ce cas, un retard dans la chirurgie qui peut compromettre les fonctions vitales
- Vert : ce sont des plaies qui ne saignent pas
- Blanc : blessures survenues au cours des dernières 24 heures

En présence d'une plaie, il est bon de procéder selon les étapes suivantes :

- Hémostase
- Compression en place pendant quelques secondes
- Soulever le membre de manière à diminuer le saignement ou la compression si possible
- Anesthésie avec agent vasoconstricteur
- Liaison de navire
- Suture

Lorsque nous sommes confrontés à un patient, il est bon de prendre en compte les facteurs suivants :

- Constitution et mode de vie
- Âge
- Alimentation
- Poids
- Autres facteurs tels que l'alcoolisme ou le tabagisme
- Troubles sanguins
- Maladies affectant le système immunitaire
- Pathologies du système conjonctif
- Les caractéristiques de l'événement traumatique
- Le degré de contamination
- Quand l'événement s'est produit

Le mécanisme et la combinaison avec laquelle il a eu lieu doivent également être pris en compte. Chaque type de blessure implique une force différente, si vous considérez des forces égales dans différentes directions, vous avez différentes variétés de plaies. La contamination est plus importante non seulement par rapport à l'environnement, mais aussi par rapport au soin de la plaie elle-même.

La connaissance du moment du traumatisme nous permet de comprendre la stratégie à mettre en œuvre, notamment en ce qui concerne la prolifération bactérienne qui survient après un traumatisme. Lorsque la suture est effectuée tardivement, le risque d'infection est beaucoup plus grand. Dans les blessures simples, tout cela n'est pas pertinent, bien qu'elles ne doivent pas être négligées. La suture est recommandée :

- jusqu'à un maximum de 19 heures pour les plaies non infectées chez un patient en bonne santé et dans n'importe quelle zone du corps
- jusqu'à un maximum de 24 heures sur le visage pour les plaies non infectées chez un patient en bonne santé.

Il est important avant d'arriver à la suture, de pouvoir comprendre une série de caractéristiques fondamentales qui vous permettent d'avoir un cadre plus défini de la situation.

CHAPITRE 2
La chirurgie entre choix et décision

Le terme choix est celui de décision sont l'expression de concepts qui ont tendance à être considérés comme complémentaires, un peu comme s'ils voulaient dire ou signifier la même chose bien qu'il s'agisse de deux termes différents.

Afin de ne pas compliquer davantage les définitions, l'étymologie est une aide précieuse. Choisir vient du latin *ex-éligère*, ce qui signifie prendre la meilleure part.

De-cidere nous apporte un message différent sur l'exclusion, les deux se réfèrent à deux processus cognitifs différents. Si en médecine vous choisissez et parfois vous décidez, la même chose peut-elle s'appliquer dans le domaine chirurgical ?

Le processus mental qui est à la base d'un choix se compose de différents éléments, notamment :

- Connaissance et culture
- l'expérience individuelle ou celle donnée par le groupe de travail
- l'évaluation correcte du contexte et de l'environnement
- l'évaluation des moyens disponibles

La réflexion sur ces éléments nous montre le chemin à suivre dans une situation spécifique. Cela nécessite une comparaison non seulement avec d'autres professionnels, mais aussi avec le patient qui doit pouvoir être informé de son cadre clinique.

Après le diagnostic, nous évaluons les options chirurgicales / thérapeutiques à affronter, il ne fait aucun doute que le chirurgien dans cette phase est l'un des principaux acteurs, si avant sa liberté dans un certain sens était totale, aujourd'hui, il doit se rapporter à celle du patient et aussi avec d'autres professionnels.

Le processus qui conduit à un choix suppose une connaissance complète du cas clinique et des lignes directrices à suivre. Il est impossible de ne pas impliquer non seulement le patient mais aussi sa famille car ils font partie du processus de choix.

Un patient informé est plus conscient du processus thérapeutique à suivre, de cette façon, il a tendance à partager la stratégie et, par conséquent, les résultats seront également meilleurs. La chirurgie en soi est un acte irréversible, de sorte que l'évaluation coûts/avantages nécessite une approche objective spécifique.

Un autre élément du processus de sélection concerne le critère d'adéquation, ce point a une forte connotation clinique surtout s'il est considéré en termes économiques. Le choix du milieu de soins fait partie des objectifs en matière financière, notamment en termes de progrès mais aussi d'économies de coûts, qui sont énormes dans un hôpital.

Les modèles d'hospitalisation ont également changé et sont évalués en fonction du risque, afin de définir l'hospitalisation en fonction des besoins. De plus, il y a des interventions qui nécessitent l'équipe et d'autres qui ne nécessitent qu'un seul chirurgien.

La décision implique un processus cognitif différent, on peut l'observer par exemple en chirurgie d'urgence, ici les éléments évaluatifs sont rares car il n'y a pas de temps à sonder quand on a la composante temps qui presse. D'autres priorités vous obligent à suivre un certain chemin.

L'acte chirurgical coïncide le plus souvent avec l'acte de diagnostic, le processus qui sert à écarter les hypothèses les moins favorables en vue d'une meilleure solution.

Le chirurgien doit être en mesure de faire l'évaluation dans un court laps de temps lorsque le binôme est constitué par l'opération ou la non-opération. Le critique littéraire Cesare Cases a soutenu que l'homme « se définit lui-même en choisissant et en rejetant », on peut dire que le chirurgien se définit comme « choisissant et décidant ».

Le choix et la décision doivent être considérés comme des paradigmes de responsabilité, sur cette base, l'attitude du chirurgien doit être préparée, en particulier vis-à-vis des problèmes auxquels il doit faire face dans le cadre de la profession médicale. Cette profession fournit le sens éthique au centre des pensées.

CHAPITRE 3
Communication médecin-patient

Jusqu'aux années quatre-vingt du siècle dernier, le style du médecin en communication clinique se présentait comme inné ou appris grâce aux professionnels impliqués dans sa formation.

Dans les années à venir, cette perspective a légèrement changé grâce à l'impulsion de deux domaines de recherche considérables : d'abord, il a été possible de démontrer que des styles de communication attentifs à l'expérience du patient se sont avérés beaucoup plus efficaces, également en ce qui concerne les interventions proposées.

Deuxièmement, il a été démontré que ces styles de communication peuvent être enseignés et appris à travers des cours dédiés. La médecine ne peut être séparée d'une bonne communication, c'est un élément qui doit être pris en compte.

Pendant longtemps, l'approche médicale s'est toujours concentrée sur la maladie, à tel point qu'elle représentait la même action du médecin. Aujourd'hui, il est essentiel de pouvoir formuler un diagnostic correct et d'intervenir ensuite avec des choix thérapeutiques appropriés.

La communication avec la maladie comme thème central a fait l'objet de vives critiques depuis les années cinquante du siècle dernier. Engel a proposé en opposition au modèle axé sur la maladie, un modèle biopsychosocial. Parce que selon lui, il n'est pas possible de comprendre pleinement la maladie, si d'autres aspects, tels que ceux biologiques et psychologiques, ne sont pas également compris.

Sur le plan théorique tout semble très simple, les problèmes commencent à se faire sentir sur le plan opérationnel, car il n'est pas possible de trouver une application pratique définitive. En substance, il n'est pas possible de comprendre à quoi pourrait ressembler une conversation dans ce sens.

À partir des années quatre-vingt, la médecine axée sur le patient a pour but que l'examen médical soit d'obtenir un diagnostic aussi correct que possible. Cette approche conduit à une meilleure compréhension de l'expérience du patient, de ses pensées afin d'identifier les stratégies appropriées à mettre en œuvre.

La médecine orientée vers patient vise à limiter le réductionnisme de la médecine axée uniquement sur la maladie. La méthode utilisée se caractérise par l'effort de recueillir les parties de l'expérience du patient utiles au médecin, fournissant ainsi une stratégie applicable aux évaluations effectuées en milieu clinique.

Il n'est pas possible d'éviter le contexte, les idées, les attentes et tout ce qui découle du lieu familier, culturel et social auquel on appartient. Ce monde est appelé « contexte » par la médecine centrée sur le patient.

Le même concept se retrouve également dans l'approche orientée vers la maladie, dans ce cas l'importance du travail par rapport au développement de certaines pathologies est reconnue.

En médecine axée sur le patient, le terme avec texte est utilisé dans une vision plus large, non seulement pour relier certains aspects de sa vie à la maladie, mais aussi pour se référer à l'expérience et aux symptômes. Habituellement, tout commence par l'apparition d'un symptôme, à ce moment-là, vous réalisez qu'un élément ne fonctionne pas comme il devrait.

De la même manière que le contexte dans les deux approches, il est possible de trouver le concept de « conséquences », ce terme indiquant l'ensemble des idées que le patient formule sur son état de santé. Les pensées qui lui traversent la tête peuvent avoir une forme réaliste ou non, surtout par rapport à son avenir. Un même événement peut avoir un poids différent chez deux patients qui effectuent deux tâches aux antipodes, prenons l'exemple d'une fracture, si cet événement arrive à un footballeur, il aura une importance différente d'une personne qui n'a pas fondé son existence sur la performance physique.

Un élément important dans une conversation est la capacité d'écouter. Il semble si difficile non seulement d'être silencieux, mais d'utiliser l'espace qui est loin d'être vide, de consacrer toute son attention à l'autre.

Le silence dans ce cas, est également participatif, il se caractérise par deux éléments qui sont l'intérêt et le respect. Cela peut sembler simple, mais en réalité, c'est l'un des aspects les plus difficiles d'une communication.

Il arrive souvent que les propos du patient soient interrompus par le médecin par le biais d'une question fermée, car nous savons que ce type de formulation ne permet pas une réponse exhaustive, mais seulement une déclaration ou un démenti. De nombreuses études ont montré qu'une période d'écoute de seulement deux minutes peut fournir plus d'informations qu'une série de questions.

Si le patient ne sait pas comment continuer dans sa narration, le médecin peut le pousser en l'encourageant à avancer, même avec des gestes du corps qui invitent l'autre à continuer. Cet ensemble de techniques et de méthodes ont pour objectif de faciliter le rapport entre le médecin et le patient.

Le médecin, pendant qu'il est occupé à recueillir des informations, doit également être en mesure de vérifier tout en comprenant ce qu'on lui dit. Cette technique efficace est appelée récapitulation.

Vous pouvez utiliser des expressions empathiques à la fois en utilisant les mots mais aussi en imitant ou avec la gestuel, il est important de pouvoir transmettre votre état émotionnel, ce dernier ne vient généralement pas du médecin mais du patient qui est dans un état particulier, le médecin a pour tâche de le recueillir puis de le rendre au patient.

Les échanges communicatifs n'ont jamais lieu au hasard, derrière il y a une structure précise qui régule la succession, ce modus operandi est entièrement contrôlé par le professionnel. Le médecin peut donc décider le temps à consacrer à la visite, de l'espace à accorder aux questions du patient et du moment où il met fin à la visite.

Dans une vision traditionnelle, ce schéma passait par une série de questions fermées, qui allaient d'un examen physique à la prescription d'une thérapie ou d'autres types d'intervention. Le patient dans tout cela couvrait la fonction de spectateur, car sa participation était essentiellement passive.

Lorsqu'il se concentre sur le patient, le médecin doit être en mesure de mieux comprendre la situation du patient. Si le patient se sent libre de s'exprimer, une alliance fructueuse et collaborative peut être créée. Le terme « alliance » implique une relation plus égalitaire, même si la responsabilité ultime incombe toujours à la figure du médecin. En bref, une structure communicative est divisée en :

- une phase où l'information est recueillie et contrôlée
- une phase où l'information est donnée et la compréhension des autres est contrôlée

Dans le processus de communication, il est essentiel d'intégrer le multiculturalisme. Les médecins entrent en contact avec des patients de cultures différentes, parfois nous sommes confrontés à des concepts qui semblent loin de la compréhension actuelle. Toutes ces différences peuvent créer des obstacles à la communication, et si elles devaient être surmontées, je ne pense pas que les résultats tarderaient à venir.

Les médecins ont probablement besoin d'une formation supplémentaire, qui comprend des points de vue différents sur le monde et de nombreuses autres questions. Tout cela est essentiellement utile pour mieux se comprendre, brisant ainsi les stéréotypes et les préjugés.

3.1 Communication avec votre groupe de travail

La communication donne également une empreinte décisive à notre façon de travailler et d'entrer en relation avec les autres. Plusieurs études affirment que la communication joue un rôle fondamental dans la relation avec les patients et au-delà. Ceux qui travaillent dans le secteur médical doivent posséder certaines qualifications essentielles.

Selon l'Institute of Medicine et l'Organisation mondiale de la santé. « La compétence exige des connaissances, des attitudes et des aptitudes mécaniques ou intellectuelles observables qui, ensemble, contribuent à la prestation d'un service professionnel spécifique ». Poletti nous a fourni une définition exhaustive de la compétence : « Une personne est compétente » lorsqu'elle a :

- les ressources nécessaires pour faire face et gérer des situations dans lesquelles différentes qualités peuvent être nécessaires
- la capacité mentale de traiter les connaissances et de les appliquer ensuite aux différents problèmes qui peuvent

survenir, dans ce cas, nous nous référons à la théorie mais aussi à la pratique donnée par l'expérience

- les compétences qui vous permettent d'agir rapidement
- une certaine maturité émotionnelle qui vous permet de faire face à différentes situations avec maîtrise de soi de manière rationnelle
- l'adoption de principes éthiques dans l'exercice de ses actions

Un professionnel de la santé :

- doit être capable de reconnaître la valeur de la communication, puis d'appliquer tout ce qu'elle juge nécessaire au contexte, tant en termes d'évaluation que de prise de décision
- Il doit reconnaître les problèmes de communication et en même temps comprendre quels outils pourraient être utilisés pour accroître son efficacité.
- essayer de prévenir tout phénomène indésirable sur le lieu de travail
- être capable de communiquer efficacement avec tous les acteurs impliqués et pas seulement avec le patient
- Mettre en œuvre des stratégies de communication pour mieux organiser le groupe de travail

La capacité de communiquer, comme nous le verrons, ne peut se limiter à une simple acquisition de techniques car elle exige une grande conscience de nombreux aspects. Ce thème permet de se remettre en question et dans un certain sens de se redécouvrir, il n'améliore pas seulement un aspect de la vie mais le change à

360°. Les améliorations ne se limitent pas à la seule zone de travail, que nous voulons la communiquer ou non dans les situations les plus disparates.

Watzlawick dans son premier axiome nous dit que : « On ne peut pas ne pas communiquer l'activité, l'inactivité. Les mots, les silences sont des messages qui influencent les autres », à partir de cela il déduit la grande importance de la communication, avec notre comportement nous influençons les autres et nous sommes influencés par eux ; par conséquent, chaque acte est important, qu'il soit exprimé par des mots ou des actions.

Grâce à la communication, les gens interagissent et la culture organisationnelle prend une forme plus définie. C'est un outil nécessaire car, en plus de collaborer à l'atteinte des objectifs de soins, il développe les relations entre les personnes et détermine le climat de l'unité opératoire.

Du point de vue des objectifs de soins, il convient de noter qu'une communication efficace entre les employés contribue au sentiment de sécurité chez le patient, une mauvaise communication provoque le processus inverse.

Pour développer des compétences en communication, il est important de ne pas rester bloqué dans l'étude ou la théorie. La réflexion et la comparaison avec les collègues peuvent apporter des avantages. Toutes ces compétences sont formées avec la pratique, il est essentiel de prêter attention non seulement à ce qui est dit mais surtout à ce qui n'est pas dit.

La communication verbale seule n'est pas capable de générer une culture, il fallait attendre la naissance du mot pour donner naissance à la « culture » de l'homme. Le mot, contrairement aux gestes, permet de donner une plus grande définition à la pensée, sans oublier l'effet de cadre généré par le langage non verbal.

Les gestes, la posture et les micro-expressions sont liés aux émotions. L'acte communicatif sous toutes ses facettes dit qui nous sommes. Pour cette raison, il convient de connaître ce monde pour mieux nous comprendre, mais aussi les autres, Savoir bien communiquer n'inclut pas seulement un langage élevé, mais aussi toute une série d'éléments qui entourent ce que nous disons et qui sont capables de lui donner de la valeur ou non.

La comparaison avec les autres est également très importante, car elle peut s'avérer être une opportunité de croissance ou de révision. Cette discussion sur les situations que nous pouvons rencontrer ou avons vécues peut être encouragée lors de réunions , de communications ou d'autres occasions.

Comme nous l'avons vu, il est courant pendant la pratique d'expliquer non seulement aux patients, mais aussi à leurs familles, le contexte clinique. En fait, les médecins doivent expliquer aux patients et à leurs familles la situation clinique dans laquelle ils se trouvent. Malheureusement, il arrive souvent qu'elle soit confrontée à des personnes déconcertées et déplacées par la situation qui vient d'être illustrée, tant du point de vue médical que du point de vue du bien-être. Bien sûr, tout cela concerne les compétences de base de la communication, à partir de maintenant toutes les déclinaisons liées à l'environnement de travail seront formées.

CHAPITRE 4
Anesthésie

L'anesthésie peut être à la fois locale et générale. L'anesthésie locale est utilisée pour anesthésier et donc inhiber la sensation de douleur, elle est induit avec des médicaments spéciaux inoculés dans la zone d'intervention.

Elle s'avère être le premier choix pour les interventions petites ou mini-invasives, de plus, ce type de traitement est également utile pour la gestion de la douleur après la chirurgie. L'anesthésie locale par rapport à d'autres formes plus importantes peut être effectuée par le médecin sans la présence de l'anesthésiste.

Cette anesthésie n'a pas de contre-indications particulières et n'implique pas la perte de conscience du patient, qui peut rester éveillé. Si nécessaire, des calmants peuvent être administrés au patient, en particulier pour les sujets anxieux ou particulièrement agités.

Les avantages de l'anesthésie locale par rapport à une anesthésie profonde sont :

- Réduction des risques, notamment d'un point de vue cardiovasculaire,
- Temps d'observation plus court

- Moins d'effets secondaires que sous anesthésie générale
- Une réduction du stress qui a tendance à se produire lorsqu'il est nécessaire d'être complètement sous sédation

L'anesthésie locale est utilisée :

- Sutures de plaies
- Sutures de lacération
- Élimination des kystes cutanés
- Interventions dermatologiques
- Dentisterie
- Chirurgie plastique
- Interventions ORL
- Chirurgie vasculaire

Dans les interventions les plus importantes, l'anesthésie locale est utilisée pour la gestion de la douleur postopératoire. Habituellement, à la fin de l'opération, le médicament est administré par infiltration dans la plaie.

Avant d'administrer le médicament, le patient doit informer le médecin s'il existe des pathologies, des allergies et des traitements pharmacologiques en cours. En ce qui concerne l'anesthésie locale, il n'est pas nécessaire que le patient fasse un jeûne postopératoire.

Il a tendance à être administré :

- Par voie topique, dans ce cas, l'action n'est pas immédiate puisque le principe doit être absorbé par la peau

- Par injection sous-cutanée

La ponction n'est pas douloureuse, vous commencez à ressentir les effets de l'engourdissement peu de temps après, lorsque la pièce n'a pas de sensibilité, vous pouvez commencer à opérer. La durée de l'anesthésie injectée dépend des facteurs suivants :

- La zone où l'injection est faite
- Le type d' anesthésie utilisée
- Les caractéristiques du patient

Dans les anesthésiques, il existe des substances qui permettent une absorption meilleure et rapide. Si l'inflammation est importante, l'anesthésique peut ne pas fonctionner comme il le devrait, cela ne dépend pas du médicament, mais de l'augmentation de la vasodilatation qui permet une fuite de l'ingrédient actif du site d'injection.

L'ingrédient actif présent dans l'anesthésique bloque des canaux spécifiques sur les membranes des cellules nerveuses, de manière à empêcher la cellule de transmettre l'influx nerveux avec le message de douleur au cerveau.

Il existe plusieurs types d'anesthésiques, chacun d'eux diffère selon ses propres caractéristiques, parmi lesquelles nous observons :

- Rapidité d'action
- Durée totale de l'effet
- Concentration minimale du médicament pour définir l'efficacité

- vitesse de métabolisation par le corps.

Plus précisément, en ce qui concerne la durée, nous distinguons :

- Procaïne et chloroprocaïne - 30 minutes
- Lidocaïne et Prilocaïne – 60 minutes
- Bupivacaïne, Lévobupivacaïne, Tétracaïne et Ropivacaïne – 160 minutes

Le médecin en fonction du type d'intervention à effectuer doit choisir le médicament qui se prête le mieux à la situation, le même peut être administré plusieurs fois. Si l'opération est longue, un petit cathéter peut être inséré dans la zone afin d'administrer le médicament en continu.

Les principaux anesthésiques sont :

- Lidocaïne

C'est l'un des plus utilisés en médecine, il peut être utilisé comme anesthésique, comme médicament antiarythmique et par voie topique en cas de brûlure ou de démangeaisons. Ayant une toxicité neurologique particulière, il n'est pas utilisé en anesthésie rachidienne.

- Bupivacaïne et Ropivacaïne

Ce sont deux anesthésiques très similaires. Ils sont utilisés pour des interventions qui nécessitent une certaine durée. Ces composants se retrouvent également dans d'autres types d'anesthésie tels que la péridurale et la colonne vertébrale. Leur principale caractéristique est d'anesthésier les fibres responsables de la transmission de la douleur, en laissant de côté celles impliquées dans le mouvement ; Par conséquent, le patient ne ressent pas de douleur mais peut bouger.

- Association entre l'anesthésique et un vasoconstricteur

Il peut arriver que des anesthésiques soient associés à ce type de médicaments, l'objectif principal réside dans une meilleure efficacité de l'action anesthésique, incluant également une durée plus longue.

Lorsque l'anesthésie cesse ses effets, le patient peut reprendre ses activités normales tant qu'il n'y a pas de précautions spécifiques à prendre. L'anesthésie locale n'est pas sans effets secondaires, bien qu'à vrai dire, leur apparition soit assez rare. Parmi les plus courants, nous trouvons :

- Maux de tête
- Confusion
- Frissons
- Formation d'hématomes ou d'œdèmes
- Infections sur le site d'injection
- Sensation gustative métallique dans la bouche
- Sifflement d'oreille
- Hypotension
- Asthénie
- Vision légèrement floue

Si l'anesthésie est associée à l'adrénaline, il est possible que des conséquences importantes se produisent, ce qui peut entraîner une ischémie localisée due à des lésions du nerf impliqué. Le plus grand risque peut être représenté par des réactions allergiques aux divers composants des médicaments utilisés.

En cas de surdosage, des mesures immédiates doivent être prises afin de ne pas affecter la fonctionnalité de l'organisme entier, parmi les principaux symptômes nous signalons :

- Crises épileptiques
- troubles psychiques de toutes sortes
- agitation psychomotrice
- Troubles visuels
- tachycardie
- hypertension artérielle
- Arythmies

Si la toxicité liée au médicament n'est pas détectée avec une certaine rapidité, il est possible de rencontrer ces manifestations pouvant entraîner la mort du patient :

- Convulsions
- Arrêt cardiocirculatoire
- Coma
- Mort

La manifestation des symptômes peut survenir immédiatement ou peut être retardée d'une trentaine de minutes en cas de surdosage. Lorsque le médecin reconnaît les symptômes, il procède à l'administration de médicaments qui diminuent l'impact toxique de l'anesthésique. Généralement, nous procédons à une émulsion lipidique administrée dans une veine.

En ce qui concerne l'anesthésie générale, nous pouvons dire que la sédation implique non seulement la zone traitée, mais aussi la perte de conscience du patient. Cette fuite est absolument réversible et contrôlée.

La sédation à un niveau minimum est généralement donnée pour freiner les états d'anxiété, dans ce cas, il n'y a pas d'effet sur la conscience, le patient est capable de fournir des réponses également en ce qui concerne les stimulus externes verbaux et tactiles.

Dans le profond, le patient répond à des stimulus particulièrement douloureux ou répétés. Les patients subissant une anesthésie complète ont une perte de conscience totale. Cela signifie que tout ce qui se passe ne peut pas être mémorisé parce que le patient n'en est pas conscient.

Pour réaliser cette perte de conscience, un mélange d'agents anesthésiques est créer. L'état de sédation au contraire d'une part ne permet pas de ressentir de la douleur et d'autre part vous permet de rester conscient ayant le control sur ce qui se passe autour.

La sédation n'engendre pas tous les effets secondaires qui peuvent survenir sous anesthésie générale. Le choix entre les deux, comme nous l'avons vu, varie en fonction du type d'intervention et de la façon dont le médecin opère. Certains médecins ont tendance à préférer l'anesthésie générale, car ils ont ainsi un plus grand contrôle sur les voies respiratoires, n'ayant pas à se soucier constamment de l'oxygénation. Néanmoins, le temps de récupération de la sédation est généralement plus rapide avec l'anesthésie générale. Dans les deux cas, les patients sont tenus de jeûner plusieurs heures avant leur opération, cela a ensuite tendance à changer en fonction de l'intervention. La durée minimale du jeûne est de six heures.

L'anesthésie vous permet de ne pas ressentir de douleur et dans le domaine médical cela représente une véritable révolution, si aujourd'hui nous le prenons pour acquis, nous devons garder à l'esprit que son invention est assez récente si l'on considère le temps de la présence de l'homme sur terre. Le médecin est la personne qui est capable de comprendre quelle est la meilleure façon d'effectuer l'opération, afin d'avoir le moins de complications possible en faveur d'un bon résultat.

CHAPITRE 5
La boîte à outils

Pour effectuer une suture parfaite, il est nécessaire de s'équiper de deux outils ; l'aiguille chirurgicale et le matériel de suture. Dans ce chapitre, nous verrons tous les outils nécessaires à une exécution correcte. Pour résumer :

- un porte-aiguille
- L'aiguille de suture
- ciseaux de suture
- une pince chirurgicale
- un fil de suture

5.1 Aiguilles de suture

Ce type d'aiguille est idéal pour fermer correctement les différents tissus avec le matériau de suture. Il faut tenir compte du fait qu'une aiguille de suture pour être fonctionnelle doit posséder :

- Flexibilité pour se plier sans atteindre un point de rupture
- Résistance aux mouvements de torsion
- L'affûtage doit permettre une pénétration immédiate dans les tissus

- La facilité d'utilisation doit permettre de la manipuler sans difficulté
- La petite taille est idéale pour produire un traumatisme minimal aux tissus

Le matériau avec lequel elle est fabriquée est l'acier inoxydable, ses caractéristiques le rendent idéal pour effectuer des sutures. L'aiguille se compose de trois éléments : le chas, le corps et la pointe.

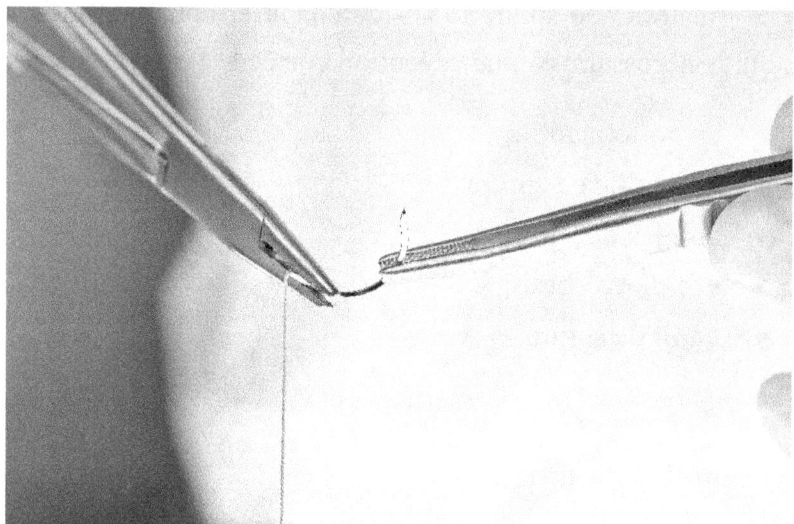

L'extrémité de l'aiguille accueille le fil de suture. L'aiguille peut avoir le chas ou non, les aiguilles sans le chas sont appelées spirale, le fil de suture est placé à l'intérieur, grâce à la conformation et au fait qu'il n'y a qu'un seul fil, elles créent moins de lésions tissulaires que celles qui ont le chas. Pour fixer le fil de suture dans ce type d'aiguille, une perforation au laser est effectuée à l'extrémité de l'aiguille ou par un canal à l'extrémité de l'aiguille.

Les aiguilles avec le chas ont un double fil et parfois un nœud, par conséquent, lors de la fermeture des sutures, il peut y avoir une plus grande perte de sang ou le risque d'infection. Étant jetables, ils n'ont pas de problèmes de stérilisation ou de netteté de la pointe.

Le corps de l'aiguille peut avoir une forme droite ou courbe. La courbure est disponible en différents degrés résumés dans la liste ci-dessous, le type le plus courant pour les sutures est celui du cercle 3/8 :

- 1/2 cercle
- 1/4 cercle
- 3/4 cercle
- 3/8 cercle
- 5/8 cercle

Type d'aiguille	Utilisation en chirurgie
Aiguille droite	Il est rarement utilisé
Aiguille spatulée	On y a recours en chirurgie laparoscopique
Demi-cercle	Elle est utilisée pour la chirurgie ophtalmique ou la microchirurgie
1/4 cercle	Elle est utilisée dans la suture des plaies superficielles
3/8 cercle	Elle est utilisée dans de petits espaces, tels que le péritoine ou les voies respiratoires
5/8 cercle	Elle est utilisée pour les sutures profondes car il ne nécessite pas d'espace pour la rotation

La pointe de l'aiguille est le premier contact de pénétration avec le tissu, les pointes sont classées par la forme de la section transversale. Cette forme indique la capacité de l'aiguille à percer les tissus. Par exemple, dans les sutures où des tissus durs sont présents, il est préférable d'utiliser la forme pointue car elle pénètre beaucoup plus facilement. Dans le tableau ci-dessous, vous pouvez voir cette valeur en association avec sa facilité d'utilisation.

Type de pointe	Section Type	Type d'intervention
Corps rond émoussé	Circulaire à pointe mousse	Convient aux yeux et au tissu parenchymateux
Corps rond tranchant	Circulaire à pointe très fine	Indiqué pour les viscères de la paroi abdominale, des muscles et du péritoine
Reverse cutting	Arête tranchante sur surface convexe	Indiqué dans les tissus sujets à déchirure
Tranchant	Arête tranchante sur surface concave	Indiqué dans les tissus durs
Spatule	Section trapézoïdale	Indiqué en microchirurgie

Dans l'image ci-dessous, vous pouvez voir les différents types de conseils

TYPES D'AIGUILLE CHIRURGICALE

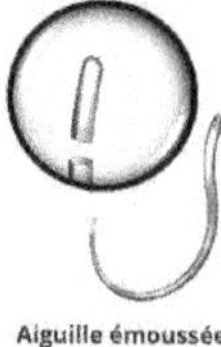

Aiguille émoussée avec un corps rond

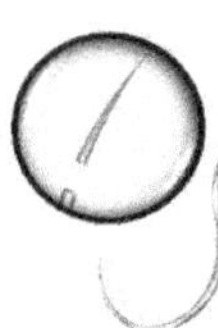

Aiguille de pénétration avec un corps rond

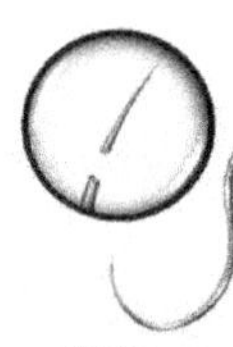

Aiguille avec arrête tranchante

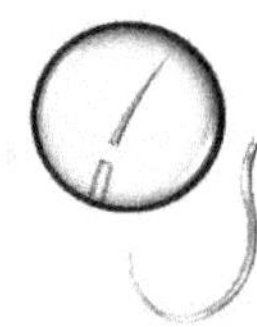

Aiguille de pénétration avec un corps rond et arrête tranchante

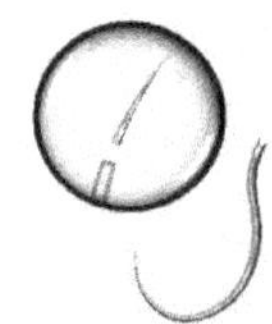

Aiguille avec un corps lancéolé et une pointe micro-point

5.2 Matériau de suture

Le fil de suture a pour tâche de maintenir les tissus ensemble tout au long de la phase post-chirurgicale. Pour être considéré comme approprié, il doit posséder certaines caractéristiques, qui concernent l'intégrité structurelle, par exemple, il ne doit pas s'effilocher, pour le respect du tissu. En résumant :

- Il ne doit pas causer d'allergies ou d'irritations
- Il doit être stérile afin de ne pas compromettre la plaie avec d'éventuelles infections
- Sa facilité d'utilisation doit être simple
- Il doit être capable de s'absorber adéquatement pendant le processus de guérison
- Ses composants doivent garantir une certaine résistance, il ne doit donc pas se casser ni même s'effilocher, en outre, il doit résister aux mouvements de traction jusqu'à guérison complète
- Le coût doit être adapté à ses caractéristiques

Il y a différents types de fil de suture, de sorte que nous pouvons avoir des fibres naturelles ou synthétiques. Au fil du temps, les matériaux « naturels » ont cédé la place aux matériaux synthétiques (pas dans tous les pays), car ces derniers présentent trois avantages bien définis :

- Moins de réactions allergiques ou tissulaires
- Très grande résistance
- Un taux d'absorption élevé

Les matériaux naturels, malgré les matériaux synthétiques, ont un coût inférieur et sont utilisés lorsque le facteur prix est un élément décisif. Parmi les fibres naturelles, nous trouvons la soie, le lin et le chat, parmi les fibres synthétiques, le nylon, le Prolène et le Vicryl.

Un matériau est défini comme **résorbable** lorsqu'il est assimilé par les enzymes du corps humain ou par hydrolyse, une réaction qui conduit à la dissolution par différentes réactions chimiques moléculaires dans un laps de temps variable.

Ce processus doit commencer lorsque la plaie est guérie. Sinon, le but de la suture elle-même serait perdu. L'absorption peut être influencée par plusieurs facteurs , notamment :

- Le type de matériau utilisé
- De la situation clinique du patient
- De la zone où l'opération a été effectuée et de sa suture

Les sutures avec un matériau résorbable sont indiquées dans les zones internes du corps et non dans les zones superficielles, la raison est assez simple, il n'est pas possible de rouvrir la plaie d'un patient pour enlever un fil!

Un matériau est défini **comme non résorbable** lorsqu'un certain support tissulaire est nécessaire, généralement il est retiré manuellement lorsque la guérison est terminée. Dans le tableau ci-dessous, vous pouvez voir une classification.

Fibres naturelles		Fibres synthétiques	
Résorbables	Non résorbables	Résorbables	Non résorbables
Catgut	Lin	Monocryl	Polypropylène
Catgut chromique	Soie	Polydioxanone Vicryl	Nylon

Le fil qui forme le fil de suture peut être mono filament ou multi filament. Les mono filaments sont constitués d'un seul fil, sinon, les multi filaments sont composés de plusieurs fils qui sont joints par diverses techniques de torsion.

Grâce à l'union de plusieurs fils, le multi filament a une plus grande résistance et intégrité structurelle, même si par rapport aux matériaux mono filaments, ils impliquent un traumatisme plus important au niveau tissulaire combiné au risque de contracter des infections (en raison de la structure même du fil qui peut accueillir des micro-organismes si les soins nécessaires ne sont pas fournis). Les matériaux multi filaments les plus courants sont la soie et le Vicryl.

Le matériau mono filament n'est pas pratique à manipuler et il y a un plus grand risque que le fil se brise, comme note positive, il y a un risque plus faible de contracter des infections.

Les fils de sutures ont **différentes tailles**, en fonction de leur calibre, ils sont associés à un nombre où la valeur la plus élevée indique la minceur et la valeur la plus basse exactement le contraire, le choix du matériau varie également en fonction de l'intervention à effectuer. Dans le tableau suivant, il y a la classification de la taille par rapport à l'application chirurgicale.

Dimensions	Applications
0-0/1-0	paroi abdominale ou fixation-drainage
2-0/3-0	tissus épais
4-0/5-0	zones délicates ou patients très jeunes
6-0/7-0	chirurgie plastique, interventions au niveau des vaisseaux
8-0/12-0	chirurgie ophtalmique, microchirurgie

Les fils ont une longueur moyenne d'environ 50 cm et sont stockés dans des emballages stériles. Le calibre varie en fonction de leur taille. Tendanciellement, pour les fils résorbables de classe naturelle allant d'un calibre maximum 4 à un7-0 qui représente le plus petit. Pour ceux qui ne sont pas résorbables et aussi pour les synthétiques, ils vont d'un 6 comme calibre maximum, jusqu'à un 12-0 comme calibre minimum.

Certains utilisent un système d'identification qui va au-delà de la caractéristique du fil et ne prend en compte que le calibre exprimé en dixièmes de millimètre. De cette façon, voulant donner un exemple, un fil de 0,1 a une équivalence de diamètre de 0,010-0,029 qui correspond à un 11-0 synthétique ou autrement non résorbable.

5.3 Principales caractéristiques du matériau

Les différentes caractéristiques du matériau de suture peuvent affecter la cicatrisation des plaies. Le médecin décide en fonction du domaine d'intervention et d'autres variables quel est le type le plus approprié à utiliser. Les plus importants sont :

- Résistance

La résistance fait référence au degré de force qu'un matériau peut supporter avant d'atteindre le point de rupture. Même s'il n'est pas immédiatement évident qu'un matériau de suture doit subir différentes contraintes, certaines sont inhérentes au moment où la plaie est fermée et d'autres se réfèrent à la post-intervention, en particulier lorsque la zone peut gonfler ou subir d'autres changements. Ici, vous voyez la résistance à tous ces mouvements de traction qui vont au-delà de le bloc opératoire.

La résistance est légèrement diminuée également en raison du nouage effectués. L'environnement joue également son rôle, s'il est humide, la perte est plus importante que dans les zones qui ont des caractéristiques différentes.

- Élasticité

Cette caractéristique permet au matériau de retrouver sa forme originale tout en gardant les marges de la plaie bien jointes, si, par exemple, le point de plaie gonfle, lorsqu'il revient à la normalité, le matériau doit également le faire. Si le matériau utilisé est plastique mais n'a pas de caractéristiques élastiques et qu'il existe un risque de relâchement dangereux de la plaie.

- Plasticité

Cette caractéristique permet au matériau de s'étirer, en particulier lorsqu'un gonflement se produit, ne permettant pas l'étranglement des tissus.

- Souplesse

Cette caractéristique est inhérente au degré de flexibilité qui permet au matériau d'être plié sans effort. Le matériau le plus facile à travailler est également le moins sujet à la rupture. Par conséquent, cette qualité est à prendre en compte si vous voulez travailler sans effort excessif ni difficultés.

- Mémoire

Cette caractéristique fait référence à la capacité du matériau à retrouver sa forme d'origine après avoir été utilisé. Un matériau qui a une mémoire élevée n'est généralement pas très pratique à manipuler, à tel point que même les nœuds sont difficiles à réaliser, un nœud fait dans un mauvais sens peut compromettre le succès de la suture elle-même.

- Le coefficient de glisse

Cette caractéristique fait référence à l'aptitude du fil à glisser dans les tissus. Un matériau qui glisse peut être mieux manipulé et il est difficile à casser, mais il faut aussi dire qu'un coefficient élevé est difficile à tirer et pour cette raison le tissu peut subir un traumatisme.

- Activité antibactérienne

Le matériau lui-même n'a pas de propriétés antibactériennes dérivées de sa nature. Pour surmonter cela, nous procédons à l'imprégner de produits antibactériens spéciaux.

Les infections des plaies sont encore un point chaud en médecine aujourd'hui, car en plus de causer de l'inconfort chez le patient, elles entraînent des coûts plus élevés pour l'hôpital. La littérature médicale a mis en évidence comment l'utilisation du *triclosan* aide à réduire les cas d'infection.

Le terme « infections du site opératoire » (SSI) fait référence aux événements infectieux affectant la zone touchée qui surviennent dans les trente jours suivant l'opération. Alors que cette période s'étend jusqu'à un an pour les opérations d'implantation ou de tissus profonds.

Ce type d'infection est un problème clinique à ne pas sous-estimer si l'on considère qu'à ce jour, ils représentent le deuxième plus grand nombre d'infections en milieu hospitalier parmi les patients ayant subi une intervention chirurgicale. Le facteur de risque est étroitement lié au type d'opération. La plaie peut subir une contamination différente qui la classe comme ;

- Propre
- Contaminé
- Sale

Par exemple, la suture Vicryl PLUS est classée comme une suture synthétique résorbable, elle est composée de Polyglactin 910 et de glycolide. Le revêtement est constitué de Polyglactin 370 et de stéarate de calcium, à ces composants s'ajoute le produit IRGACARE MP®, aujourd'hui considéré comme le type de Triclosan le plus pur.

Le triclosan est essentiellement un agent antibactérien capable d'agir avec un large spectre, il possède une action préventive sur les sites opératoires. Parmi les facteurs qui contribuent à la prolifération des infections, il y a la situation clinique du patient, la technique chirurgicale utilisée par le médecin, l'environnement opératoire et le type d'intervention.

Il ne fait aucun doute que la suture avec un antibactérien est capable de neutraliser de nombreux points critiques, son choix est également une précaution pour endiguer le risque et optimiser les chances de succès de l'intervention.

- Biocompatibilité

Chaque élément que nous essayons d'introduire au contact du corps est considéré comme un corps étranger. En ce sens, le fil de suture ne fait pas exception. Les tissus génèrent toujours une réaction qui varie selon le type de matériau utilisé.

Les matériaux naturels ou multifilaments sont capables de déclencher une réponse plus élevée que les autres. Les réactions allergiques ne sont pas un phénomène qui se produit souvent, à l'exception du catgut chromé, en raison de la présence de chrome peut générer des réactions chez les sujets prédisposés.

Le tableau ci-dessous répertorie les principales propriétés des matériaux de suture

Matériel	Degré d'absorption	Particularité	Utiliser
Catgut simple	Résorbable	Bonne résistance à la traction jusqu'à un maximum de dix jours. Le temps d'absorption est d'environ 70 jours. Les deux facteurs ci-dessus ont un degré variable de prévisibilité qui tend à changer selon la situation.	Faible utilisation
Catgut chromé		Le traitement spécial auquel il est soumis parvient à retarder le processus d'absorption d'une vingtaine de jours par rapport au catgut « normal » que nous avons rencontré précédemment. La résistance aux mouvements de traction peut être poussée jusqu'à 21 jours. L'acide pour le traitement étant « chrome » peut entraîner des réactions	Utilisé dans les sutures muqueuses

		allergiques chez les sujets prédisposés.	
Catgut rapide		L'absorption obtenue par traitement thermique peut avoir lieu dans un délai d'un mois. La résistance aux mouvements de traction ne dépasse pas une semaine.	Utilisé dans les sutures faciales
Acide polyglycolique		L'absorption a lieu dans un maximum de quatre mois, la résistance aux mouvements de traction est élevée, mais seulement dans les deux premières semaines, elle est considérablement réduite de 50%. Il a un coefficient de frottement élevé, est facile à manipuler et les nœuds ont un bon degré de sécurité.	Utilisé dans les sutures profondes
Acide polyglolique à absorption rapide		L'absorption prend environ 40 jours, tandis que la résistance aux mouvements de traction dure au maximum 10 jours.	
Vicryl (polyglactine 910)		L'absorption se produit dans environ 50 jours, tandis que la résistance maintient environ la moitié de la force après deux semaines. Il a une bonne manipulation et la sécurité des nœuds.	Utilisé dans les sutures profondes ou percutanées
Vicryl rapide		Le traitement ionique auquel il est soumis permet une absorption plus rapide, qui a lieu en environ un mois	Utilisé dans les plaies buccales, grâce à une absorption rapide, il y a moins d'irritations tissulaires.
Enduit de Vicryl		Un revêtement spécial au triclosan réduit la croissance bactérienne	Il est utilisé dans la suture des plaies avec un autre degré d'infection.
Polydioxadone		Il s'agit d'un monofilament synthétique, l'absorption est lente et peut durer jusqu'à quatre mois.	Il est utilisé dans la suture des zones sous-cutanées et profondes

		L'étanchéité est bonne si vous considérez qu'elle ne commence à diminuer de 50% qu'après environ six semaines. Un inconvénient possible est sa mauvaise manipulation qui ne le place pas comme le candidat idéal pour les sutures superficielles.	
Monocryl (polyglécaprone)		Il s'agit d'un monofilament récemment introduit, sa manipulation extraordinaire le place comme une alternative valable au Vicryl et au Catguy. Il a un long temps d'absorption d'environ trois mois, en outre, l'étanchéité du nœud est très bonne.	Idéal pour les sutures qui ne nécessitent pas de soutien cutané.
Enduit de monocryl		Le revêtement de triclosan offre une protection contre les bactéries	Il est utilisé dans les zones les plus à risque d'infection
Soie	Non résorbable	La soie se compose d'un fil d'origine naturelle qui est produit à partir du ver. Il a une bonne étanchéité du nœud combinée à la manipulation qui facilite le travail. Une note négative peut être représentée par un risque accru de contamination ou d'infection.	Utilisé dans les plaies localisées, où une suture tressée est nécessaire. Il est idéal sur le cuir chevelu, les mains, les muqueuses buccales et génitales
Nylon		Il s'agit d'un monofilament synthétique. Même aujourd'hui, c'est l'un des fils les plus couramment utilisés dans les sutures chirurgicales. Il a une certaine rigidité même s'il est particulièrement résistant à la traction et a une	Il est utilisé dans les sutures de chirurgie faciale et les sutures cutanées avec un soutien prolongé.

		faible élasticité. La dégradation est lente.	
Polypropylène		Il s'agit d'un monofilament d'origine synthétique. Equipé de caractéristiques qui lui confèrent une grande douceur et plasticité avec une mauvaise mémoire. Un inconvénient est représenté par une mauvaise étanchéité du nœud également donnée par une faible force de traction qui reste inchangée dans le temps.	Il est utilisé dans les sutures intradermiques
Lin		Il s'agit d'un polyfilament dérivé de la cellulose dans les plantes. Il a une force et une traction élevées.	Il est utilisé dans les sutures gastro-intestinales et les ligatures des vaisseaux
Le Goretex		Il s'agit d'un filament dérivé du polytétrafluoroéthylène expansé, a une élasticité élevée avec une étanchéité réduite du nœud. Il est incorporé dans le tissu, maintenant ainsi la résistance à la traction.	Il est utilisé en chirurgie plastique, chirurgie des paupières, sutures intradermiques et chirurgie mammaire
Inox		Il est présent dans les fils artificiels sous forme de monofilament ou de polyfilament pour la fixation osseuse ou pour les sutures effectuées au niveau profond. Il ne subit pas de processus de dégradation et la force de traction reste inchangée dans le temps. La manipulation est réduite.	Il est utilisé en chirurgie orthopédique, thoracique et craniofaciale.

5.4 Instrumentation manuelle

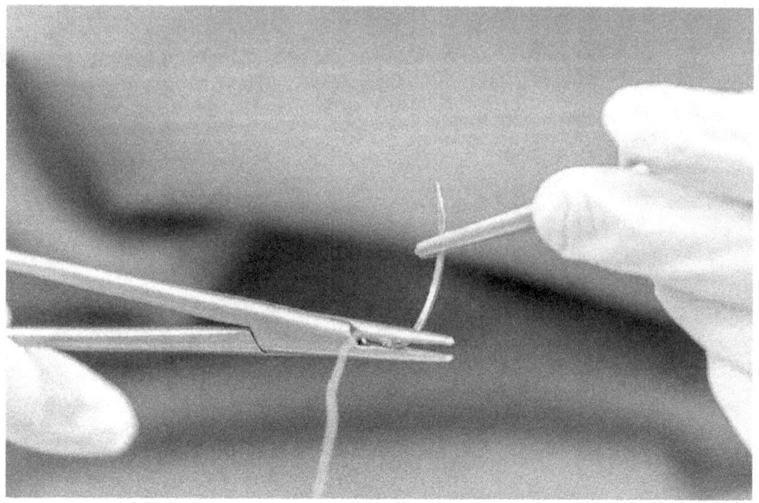

Les aiguilles ainsi que les fils de sutures sont manipulées grâce à des outils spéciaux qui permettent la pénétration et la sortie du tissu. Les instruments en question sont les suivants :

- Le porte-aiguille

Cet outil permet de maintenir l'aiguille pendant la suture, dans la création du nœud et dans des techniques de suture spéciales. Le porte-aiguille se compose d'une poignée et d'un bec légèrement émoussé, légèrement plus court que celui du garrot.

Les rainures transversales présentes à l'intérieur permettent une plus grande prise en main de l'aiguille, la poignée a une longueur variable en fonction du type de suture à effectuer. Généralement, les poignée courtes sont utilisées dans les sutures de précision, tandis que les longues dans les sutures profondes.

Pour une prise correcte, il est bon de faire attention aux étapes suivantes :

1. Insertion des phalanges du pouce et de l'annulaire dans les anneaux du porte-aiguille, en essayant d'avoir une position correcte. L'index peut faciliter le mouvement en contrôlant la direction du porte-aiguille.
2. L'aiguille doit être à environ un tiers du chas et deux tiers de la pointe, la position idéale est celle perpendiculaire avec une prise ferme entre les becs.
3. Lorsque l'aiguille est bien fixée, il est nécessaire d'appuyer sur le cliquet pour la verrouiller.
4. Avant chaque nœud, il est conseillé de retirer l'aiguille du support.

- La pince

Ce type de pince est connu sous le nom de pick-up, elle est utilisée pour stabiliser au maximum les bords de la plaie lors des mouvements de suture. Les pinces peuvent avoir de petites denticules sur la pointe qui garantissent une meilleure adhérence d'un côté, mais d'autre part, des lésions tissulaires peuvent survenir dans les zones les plus délicates.

Pour les tissus plus durs, nous avons tendance à préférer les pinces dentées, sinon les pinces non dentées conviennent mieux aux pinces délicates. La prise idéale est similaire à tenir un stylo dans votre main. Lors de la manipulation des pinces, une sensibilité appropriée est requise sur les tissus qui ne doivent pas être écrasés ou tirés.

- Ciseaux

Après le positionnement du nœud, il est nécessaire de couper l'excès de fil toujours avec la pointe et jamais avec la partie plate, cela permet d'éviter les traumatismes au tissu. Les ciseaux les plus appropriés ont un long manche et un bec court. Ils doivent être manipulés de la même manière que le porte-aiguille, lorsque vous avez besoin d'une coupure profonde, vous pouvez également vous aider de l'autre main pour avoir un support plus stable.

Tous les matériaux et instruments doivent être manipulés avec soin et en particulier dans des conditions stériles. Avant d'effectuer l'opération, le patient doit être dans des conditions aseptiques afin d'éviter les complications. L'importance du processus de stérilisation sera expliquée en détail dans le chapitre suivant.

CHAPITRE 6
L'importance de la stérilisation

Le processus de stérilisation est nécessaire pour obtenir l'élimination de différentes formes microbiennes, non seulement sous forme végétative, mais également sous forme de spores. Par conséquent, « stérile » fait référence à un matériau dont le degré de stérilité est inférieur à 10-6, où la probabilité de trouver qu'un seul micro-organisme est très faible.

Les infections peuvent survenir avec une incidence plus élevée chez les patients qui ont subi des interventions plutôt invasives. Il convient de souligner que l'évolution des techniques chirurgicales a permis une amélioration considérable par rapport au passé, en même temps il existe quelques problèmes en termes de stérilisation et de conservation des dispositifs chirurgicaux.

En fait, la majorité des infections de plaies chirurgicales sont attribuables à la contamination du bloc opératoire due à une stérilisation insuffisante. Le processus de stérilisation de l'instrumentation provoque une modification sévère des organismes pathogènes et nécessite donc des compétences bien définies.

Les objets qui entrent en contact avec la peau et les muqueuses doivent être traités avec le processus de stérilisation.

Ce principe s'applique non seulement dans le bloc opératoire, mais aussi dans la thérapie et le diagnostic.

Le matériau qui peut être réutilisé doit nécessairement subir ce processus. Auparavant chaque phase était coordonnée au sein de la structure, aujourd'hui plusieurs entreprises préfèrent la gestion externe afin d'optimiser les coûts.

L'utilisation de matériaux insuffisamment stérilisés peut provoquer diverses infections, notamment :

- Contagion entre patients
- Contagion entre opérateurs et patients ou vice versa

De ce point de vue, il ne fait aucun doute que les pratiques de stérilisation offrent moins de transmission de ces agents pathogènes. Pour réaliser tout cela, il est conseillé de suivre les techniques de traitement, en tenant également compte de la nature de l'instrumentation. Aujourd'hui, grâce également à une législation européenne plus définie, la stérilité est vérifiée non seulement sur le produit, mais aussi dans des contrôles ciblés à toutes les étapes du processus.

Certaines exigences concernant la stérilisation doivent être respectées, en particulier ;

Exigences structurelles : les opérations de stérilisation doivent avoir lieu dans des endroits spéciaux, chaque opération a son propre espace dédié avec un chemin structuré pour s'assurer que le matériau lui-même ne peut pas être pollué.

Configuration requise : chaque pièce doit disposer d'une climatisation contrôlée afin d'éviter toute contamination possible.

Exigences environnementales : ces caractéristiques concernent plusieurs facteurs, tels que la température, l'humidité, la contamination de l'air et la contamination des surfaces.

Exigences technologiques : dans ce cas, nous nous référons à tous les équipements nécessaires à la bonne exécution du processus, tels que, par exemple :

- Machines à laver
- Comptoirs ou surfaces résistantes aux acides
- Lampes d'inspection
- Système de traçabilité

Exigences organisationnelles : le personnel chargé de cette tâche doit être adéquat à la fois en nombre et en tâche à remplir, au sein de l'équipe, il doit y avoir une infirmière et un coordinateur qui assument la responsabilité de veiller à ce que le matériel soit stérile.

Le personnel, en plus d'être techniquement préparé, doit connaître les risques possibles découlant de ce processus, l'objectif est de terminer le travail en essayant d'atteindre un certain type de qualité.

Les principaux rôles de responsabilité impliqués dans ce processus sont les suivants :

- Le directeur médical de l'établissement

- Une figure désignée comme responsable du processus
- Une infirmière responsable de la coordination

Pendant le processus de stérilisation, l'infirmière doit s'assurer :

- Contrôle de l'équipement et de l'instrumentation utilisés
- Prépare les machines pour le processus de stérilisation
- Planifier les données
- Établit les différents processus entre les différents employés
- Vérifiez que les étapes ont été effectuées correctement
- Archiver les documents liés au processus

Le processus de stérilisation est effectué à travers des phases spécifiques, chaque étape a une importance considérable et rien ne doit être laissé de côté pour s'assurer qu'il n'y a pas de risques inutiles.

- Le matériel contaminé est recueilli et immergé dans un liquide décontaminant.
- La décontamination peut être manuelle ou automatisée. La première doit être faite dans des réservoirs spéciaux, tandis que la deuxième suit des processus automatisés et, d'un certain point de vue, peut être plus pratique.
- L'une des premières étapes concerne le lavage, notamment pour enlever les produits lubrifiants, il peut avoir lieu aussi bien en mode automatique qu'en mode manuel

- Le rinçage se fait avec de l'eau déminéralisée pour éliminer tout résidu du détergent
- La phase de séchage est très importante, il ne doit y avoir aucune trace d'humidité à la surface pour ne pas favoriser l'apparition de micro-organismes, elle est réalisée avec du papier ou des tissus à faible libération de particules. Dans certains cas, des systèmes d'air comprimé sont utilisés
- Après ces phases, un contrôle de vérification est effectué sur le processus et l'intégrité de l'instrumentation
- L'emballage s'effectue en insérant le matériau dans des solutions spéciales (sacs, papier médical, etc.) afin qu'il ne puisse pas entrer en contact avec des agents infectieux jusqu'au moment de l'utilisation. Avant de procéder à l'ensachage du matériau, il est nécessaire de vérifier qu'il a toutes ses propriétés intactes.

Les principaux matériaux d'emballage sont à la fois jetables et multi-usages. La soudure des sacs doit ensuite être vérifiée pour s'assurer qu'elle a été effectuée correctement, sans laisser d'ouvertures. De plus, le soudage est évalué en fonction de ces paramètres ; température, pression et temps.

Dans la phase d'étiquetage, des étiquettes adhésives sont utilisées, il est essentiel de ne rien écrire sur les emballages avec des marqueurs ou similaires, car les produits qui les composent peuvent altérer l'emballage lui-même.

Sur l'étiquette, il est nécessaire d'indiquer la date de stérilisation et l'expiration ultérieure, le département, l'utilisation, la machine de stérilisation, le cycle et le nom de l'opérateur qui a supervisé le processus. Tous ces paramètres forment le lot de stérilisation. Ce n'est qu'avec la validation finale que vous avez la garantie que le lot a été stérilisé correctement. Les lots enregistrés sont également facilement traçables, de cette façon, vous pouvez remonter à l'ensemble du processus mais aussi à l'utilisateur sur lequel ils sont utilisés.

Comme nous l'avons vu, la stérilisation est un processus essentiel en chirurgie, en effet, les matériaux et la zone où elle est effectuée doivent être dans des conditions aseptiques parfaites pour s'assurer qu'il n'y ait pas de contamination. Chaque instrument doit être manipulé avec soin et avec les mains protégées par des gants, les fers doivent être répartis dans un espace spécial mis à la disposition du chirurgien.

CHAPITRE 7
Infections des plaies chirurgicales

Lorsque la chirurgie, nous parlons d'infections, nous nous référons à tous les événements qui peuvent survenir après la chirurgie. Il existe des situations connues qui peuvent contribuer à l'apparition de processus infectieux, les plus connues sont :

- L'état actuel du patient : son âge, son poids, consommation de certains médicaments tels que les stéroïdes ou les troubles sanguins
- Les caractéristiques de la plaie
- Le type d'intervention qui a été réalisée, les outils, la durée, compte tenu également d'une éventuelle contamination de l'environnement.

Lorsque le processus d'infection commence dans le corps, la cicatrisation normale des plaies est interrompue, au lieu de continuer, nous sommes confrontés à une régression. Pour un certain nombre de raisons, il est essentiel de le remarquer immédiatement afin d'intervenir rapidement avec les soins appropriés.

Comme nous le verrons dans ce chapitre, les bactéries ne sont pas toutes les mêmes, beaucoup d'entre elles peuvent entraîner de graves problèmes dans d'autres zones du corps, en particulier dans d'autres organes. La partie la plus difficile est celle de l'identification, à ce stade il faut étudier une stratégie qui n'est pas toujours facile à intervenir.

L'infection est essentiellement le résultat qui découle de l'interaction entre l'agent pathogène et l'environnement qui l'héberge, pour poser le diagnostic, il ne suffit pas de s'attarder sur le nombre ou le type de colonies microbiennes. Le complexe de bactéries qui se trouve sur un ulcère, se présente comme une entité dynamique, qui interagit continuellement pour survivre dans l'hôte, par conséquent, il est affecté à la fois par les conditions dans lesquelles la plaie coule et celles du patient.

Cela indique que le nombre total de bactéries doit toujours être comparé au type afin de tout corréler avec l'évolution de l'infection. La fonctionnalité des bactéries varie également en fonction de leur quantité, si nous prenons par exemple le Streptococcus B, nous savons que cela peut entraîner des infections même s'il y en a de petites quantités. Parmi les micro-organismes et bactéries les plus connus responsables des infections des plaies, nous pouvons inclure :

- Klebsiella pneumoniae
- Candida albicans
- Streptocoques du groupe D
- Autres aérobies à Gram positif
- Bactéroïdes fragilis
- Staphylococcus aureus
- Entérocoques
- Escherichia coli

- Pseudomonas aeruginosa
- Proteus mirabilis

7.1 Klebsiella pneumoniae

Le klebsiella pneumoniae est fondamentalement une bactérie à Gram négatif, sa forme ressemble à celle d'un bâton, dans le groupe Klebsiella il est le plus important. On le trouve dans la muqueuse respiratoire et l'intestin, mais il arrive souvent de le rencontrer également dans d'autres régions en tant qu'agent pathogène.

Cet agent est responsable des infections respiratoires, pulmonaires et urinaires. La meilleure façon d'agir contre cet agent pathogène est d'entreprendre une antibiothérapie, pour comprendre quel antibiotique est le plus efficace, il est nécessaire d'effectuer l'antibiogramme.

Cette bactérie est particulièrement résistante car elle est formée par une capsule externe qui la protège, en fait, les mécanismes de défense les plus courants ne fonctionnent pas contre elle. S'il entre en contact avec des patients immunodéprimés ou immunodéficients , la colonisation est plus facile car l'organisme hôte le permet. Il est bon d'être prudent même après un long traitement antibiotique, ces traitements affaiblissent l'organisme et peuvent favoriser la colonisation de l'agent pathogène. Klebsiella pneumoniae se trouve dans n'importe quel environnement, une personne ayant une bonne immunocompétence est capable de se défendre pour ne pas la contracter.

Cependant, il existe certaines conditions qui favorisent sa contagion, parmi lesquelles nous pouvons observer :

- Hospitalisation, surtout lorsqu'il y a des hospitalisations prolongées
- Interventions urinaires
- Polypathologies
- Immunodépression
- Immunodéficience
- Utilisation prolongée de certains dispositifs médicaux, tels que la ventilation, les tubes dans la trachée ou similaires

Cet agent pathogène est principalement transmis par contact, donc si l'environnement n'a pas une hygiène adéquate, cela rend la transmission plus facile. Les environnements de promiscuité peuvent également comporter le même degré de risque. Dans ce cas, le milieu hospitalier n'est pas exclu. Les principaux moyens qui conduisent à la contagion sont sans aucun doute les mains, puisque nous touchons les autres et les objets qui nous entourent.

La bactérie a tendance à se localiser normalement dans la muqueuse respiratoire et l'intestin, lorsqu'elle devient pathogène, elle peut impliquer :

- Les voies urinaires
- Le système respiratoire
- Plaies résultant d'une intervention chirurgicale

- Lésions cutanées

Les symptômes découlant de cette infection, en fonction également de l'endroit où elle se produit, sont :

- Pneumonie
- Infections urinaires
- Épisodes de diarrhée
- Méningite
- Cholécystite
- Bactériémie

Par exemple, l'inflammation pulmonaire due à cette bactérie enflamme le tissu conduisant à une augmentation des sécrétions pulmonaires. Dans les cas les plus importants, la pathologie initiale peut se déverser dans un abcès avec un taux de mortalité assez grave.

Le diagnostic de l'infection s'effectue au moyen d'examens culturels spécifiques qui doivent être évalués en fonction de l'emplacement, les plus importants à effectuer sont :

- Hémoculture
- Culture d'urine
- Bronchoaspiration
- L'écouvillon cutané

Si les tests sont positifs, il est nécessaire d'associer l'antibiogramme afin de définir la meilleure antibiothérapie pour éradiquer le processus d'infection. Lorsqu'un patient est infecté par cet agent pathogène, il est essentiel qu'il soit isolé, afin qu'il ne puisse pas entrer en contact avec d'autres personnes, le personnel devra alors prendre des précautions d'hygiène chaque fois que le contact se produit. Ces précautions comprennent :

- Hygiène des mains scrupuleuse
- L'utilisation de gants
- L'utilisation de la blouse
- Hygiène environnementale qui doit être réalisée là où se trouve le patient mais aussi sur l'instrumentation avec laquelle il entre en contact

7.2 Candida albicans

Le candida est une infection fongique causée par des champignons appartenant à la famille Candida. L'agent responsable de l'infection est appelé ; Candida albicans. Candida est présent dans la flore microbienne de chaque organisme et a tendance à proliférer sans être dérangé sans causer de dommages importants.

Il peut arriver que des circonstances se produisent dans lesquelles cet agent pathogène est avec des forces supérieures à celles du système immunitaire, lorsqu'un scénario similaire se produit, candida commence sa prolifération incontrôlée pour provoquer une série de troubles.

La mycose est une maladie causée par des champignons, l'une des plus courantes est sans aucun doute la candidose, que nous appelons communément candida. Le champignon qui cause le candida se nourrit de matière organique morte, son habitat est dans les muqueuses intestinales, mais nous pouvons le trouver dans le tractus gastro-intestinal, le pharynx et le vagin.

Le candida pourrait être comparé à une forme de levure qui, par sa nature, parvient à vivre en symbiose avec l'organisme humain. Lorsque nous absorbons autant de sucre par l'alimentation, nous aidons dans un certain sens ces colonies à proliférer. Le système immunitaire, étant un appareil plutôt efficace, parvient à garder le développement de ces colonies à distance à moins que des événements ne se produisent qui réduisent leur force. La candida devient pathogène avec l'établissement de certaines conditions, telles que ; L'utilisation prolongée d'antibiotiques, un stress interne, ceux que j'ai énumérés contribuent à l'abaissement des défenses immunitaires favorisant le développement du candida.

Le candida est capable de produire des infections en affectant différents sites à la fois superficiellement et systémiquement. Les infections superficielles se manifestent par des inflammations locales, elles sont également capables que les symptômes qu'elles génèrent provoquent un fort inconfort chez le patient. Un exemple de candidose au niveau superficiel est le muguet, qui implique la présence de taches blanches sur la langue et le palais mou.

Le candida peut entraîner une vaginite, une entérite et, dans les cas les plus importants, une endocardite chronique. Plus rares sont les infections systémiques dues à cet agent pathogène, qui ont tendance à affecter les personnes immunodéprimées, créant des complications encore plus graves.

7.3 Streptocoques du groupe D

Les streptocoques font partie d'un groupe de bactéries de forme sphérique caractéristique, ils sont assez répandus dans la nature. Ces organismes peuplent les muqueuses du corps, en particulier celles du pharynx, des intestins et du vagin. Dans des conditions normales, la coexistence est pacifique car ils collaborent aux fonctions normales du corps.

Cependant, il est important de souligner que tous les streptocoques ne jouent pas le rôle de commensaux, certains ont un fort potentiel pathogène et lorsqu'ils parviennent à affecter l'hôte , ils provoquent une pathologie, comme, par exemple, Streptococcus pneumoniae qui affecte les poumons.

Ensuite, il y a des espèces de Streptococcus qui se comportent normalement comme des commensaux jusqu'à ce qu'ils détectent une opportunité à exploiter, ici leur transformation a lieu qui les rend plus dangereux, s'ils parviennent à entrer dans la circulation sanguine, ils atteignent les organes causant des conséquences sévères à l'organisme hôte.

Le streptocoque est la principale cause d'infections affectant la gorge et la peau, celles-ci peuvent entraîner des complications graves telles que la fièvre rhumatismale ou l'endocardite. Streptococcus fait partie de la famille des Streptococcaceae.

Le même terme « Streptococcus » désigne vingt espèces différentes. Généralement, les streptocoques sont des bactéries à Gram positif avec une forme légèrement ronde, ils sont capables de proliférer en chaînes ou en paires, la première forme est inhérente aux streptocoques tandis que la seconde aux staphylocoques. Il est important de noter que les staphylocoques, se divisant en plusieurs axes, peuvent former des amas de cellules.

Même l'étymologie du même mot suggère leur formation, le terme « streptos », dérive du grec et signifie courbé, juste pour donner l'idée du mouvement d'une chaîne. Le streptococcus a un diamètre qui peut varier de 0,5 à 1,25, c'est une bactérie anaérobie facultative, ce qui signifie qu'il est capable de proliférer à la fois avec et sans oxygène. Il ne forme pas de spores et la plupart des espèces sont immobiles.

Ils sont également Gram positifs, ce qui signifie que leur couleur change en présence de ce test. La plupart de ces bactéries forment des capsules d'acide hyaluronique comme défense, cet acide est considéré comme un élément de virulence car il est capable de retarder la phagocytose par les cellules du système immunitaire de l'hôte.

7.4 Autres Gram positif aérobies

Les bactéries à Gram positif sont nommées de cette façon en raison de la couleur qu'elles prennent après le test de coloration de Gram. Ceux-ci prennent une couleur bleue, ceux qui prennent la couleur rouge sont appelés Gram négatif. La coloration différente est donnée par la paroi cellulaire de la bactérie. Les deux provoquent différents types d'infections, de sorte que des antibiotiques spécifiques doivent être utilisés pour les vaincre.

Généralement les bactéries peuvent être classées en fonction de leur forme, on peut avoir :

- Noix de coco sphériques
- Les bacilles qui rappellent la forme d'une tige
- Les spirochètes qui rappellent la forme d'une spirale

Dans ce cas précis, les bactéries à Gram positif peuvent avoir la forme de bacilles. Certains Gram-positifs peuvent causer des maladies, tandis que d'autres se trouvent dans certaines zones du corps, comme la peau et n'impliquent aucune maladie.

Les bacilles à Gram positif peuvent causer certaines infections, notamment ;

- Charbon
- Diphtérie
- Infections entérocoques
- Érysipéloïde
- Listériose

Les bactéries à Gram positif peuvent causer certaines infections, notamment ;

- par pneumocoque
- par Staphylococcus aureus
- de streptocoque
- Syndrome de choc toxique

Le problème auquel la médecine est confrontée aujourd'hui concerne la résistance aux antibiotiques de ces bactéries, par exemple, celles appartenant à l'espèce Staphylococcus aureus ont une résistance particulière aux antibiotiques de type méticilline. Les souches résistantes à la méticilline sont courantes dans les infections contractées dans les établissements de santé.

7.5 Bactéroïdes fragilis

Cette bactérie fait partie du genre Gram négatif anaérobie, elles peuvent être à la fois mobiles et fixes. Ces espèces sont présentes dans la flore gastro-intestinale et effectuent la tâche de modifier les molécules les plus complexes de l'intestin.

Leur forme est un bâton court avec une taille assez variable, ils sont résistants à la bile, fermentent à la fois l'esculine et les glucides, ne réduisent pas les nitrates et ne produisent pas de pigment. Leur traitement se fait au moyen d'antibiotiques spécifiques.

7.6. Staphylococcus aureus

Ce type de staphylocoque est une bactérie aérobie à Gram positif de forme sphérique. Il provient de colonies ayant la forme d'une grappe. C'est une bactérie très virulente à tel point qu'elle peut être à l'origine de diverses maladies, dont certaines sont graves.

Chez certains individus le staphylocoque va coloniser la peau et les muqueuses, les individus où cette colonisation a lieu sont définis par le terme « porteurs ». Dans des conditions normales, le système immunitaire n'a aucun problème à tenir le micro-organisme à distance, mais s'il y a des altérations et que les défenses deviennent déficitaires, il peut y avoir l'apparition de nombreuses complications. L'infection peut se produire dans un endroit spécifique ou il peut migrer vers d'autres zones du corps.

La transmission de cet agent pathogène se produit d'une personne à l'autre des façons suivantes :

- Pour un contact direct avec des objets infectés
- Pour contact direct avec une personne infectée
- Par avion, par la salive ou la toux en parlant

L'hôpital est un endroit où ces infections sont le plus transmises.

7.7. Entérocoques

Ces micro-organismes se présentent sous forme de Gram positif et d'aérobie facultatif. Par exemple, Enterococcus faecalis et E. faecium impliquent une grande variété d'infections, telles que ; endocardite, endocardite des voies urinaires, maladie intra-abdominale, infections des plaies et bien d'autres. Les entérocoques se trouvent normalement dans la flore intestinale, il y a jusqu'à dix-sept espèces, bien que E. faecalis et E. faecium soient ceux qui causent des infections chez l'homme.

Pour résumer, ils sont en mesure d'impliquer :

- Infections des voies urinaires
- Bactériémie

- Endocardite
- Infections intra-abdominales et pelviennes
- Infections de la peau, des tissus mous et des plaies

Le traitement de ce type d'infection varie en fonction de la zone et de la sensibilité. Ceux liés à l'endocardite sont difficiles à éradiquer à moins qu'une association particulière de médicaments ne soit utilisée. Il a été constaté que certains médicaments ont une activité limitée contre la paroi cellulaire de ces bactéries, parmi eux, il est possible de mettre en évidence ; Nafcillin, oxacilline, ticarcilline, la plupart des céphalosporines et aztréonam.

Par exemple, E. faecium montre une plus grande résistance à la pénicilline que E. faecalis. Habituellement, lorsqu'un aminoglycoside ne peut pas être utilisé, une combinaison d'une aminopénicilline associée à la ceftriaxone est utilisée. Pour les infections impliquant la peau dues à l'action des entérocoques est utilisé ; Daptomycine, linézolide, tédizolide, tigécycline et omadacycline pour des résultats efficaces. Pour les intra-abdominaux, la pipéracilline, l'imipénème ou le méropénème et l'ervacycline sont utilisés.

En ce qui concerne les voies urinaires, aucun traitement bactéricide spécifique n'est nécessaire, généralement ici, ils peuvent être traités avec un antibiotique commun tel que l'ampicilline. Si nous sommes en présence de bactéries résistants, il est recommandé d'utiliser nitrofurantoïne et fosfomycine.

Comme nous l'avons également vu pour d'autres agents pathogènes, au fil des ans, une meilleure résistance aux antibiotiques a été détectée, qui commence à perdre de son efficacité en ne parvenant pas à éradiquer le problème dans les cas les plus graves, en particulier lorsque E. faecium est impliqué. Les entérocoques qui présentent une résistance à la vancomycine peuvent également être résistants aux glycopeptides, aux aminoglycosides et aux bêtalactamines qui sont particulièrement actifs sur la paroi cellulaire.

Lors de l'identification d'un patient infecté, il doit être isolé et le traitement doit être commencé immédiatement. Les entérocoques qui produisent la bêta-lactamase peuvent être assez problématiques dans des cas particuliers, surtout lorsqu'ils sont présents dans de nombreux tissus. La résistance peut être détectée cliniquement même si le micro-organisme est sensible dans les tests standard. L'utilisation de vancomycine ou d'une combinaison d'antibiotiques composée de bêtalactamines/inhibiteurs de la bêta-lactamase peut être bénéfique.

Certains entérocoques sont capables d'inverser l'effet du triméthoprime et du sulfaméthoxazole ; Par conséquent, le traitement avec ces médicaments peut ne pas être efficace malgré une sensibilité visible in vitro, c'est la principale exclusion du triméthoprime et du sulfaméthoxazole.

7.8 Escherichia coli

Escherichia coli est classé comme le type de bactérie le plus connu du genre Escherichia. Il fait partie de la flore intestinale des humains et des animaux, de nombreuses souches d'E. coli sont inoffensives, cependant, certaines peuvent mettre votre santé en danger en fonction de leur niveau de gravité. Cette bactérie peut causer ; crampes abdominales, vomissements, diarrhée avec présence de sang.

L'infection se produit généralement par le biais d'aliments ou d'eau contaminés, il est bon de faire attention à tous les aliments qui sont consommés sans cuisson, les fruits et légumes doivent être bien lavés, que vous les mangiez avec la peau ou non.

Une négligence qui peut coûter cher aux jeunes enfants et aux personnes âgées, car ils ont des défenses plus faibles. Il est possible de développer une insuffisance rénale, également connue sous le nom de syndrome hémolytique et urémique, en raison de cette bactérie. La bactérie E. coli est très sensible à la chaleur, donc comme je l'ai dit plus tôt, la cuisson des aliments nous permet de la neutraliser.

Les principaux symptômes d'une infection à Escherichia coli sont :

- diarrhée, même avec la présence de sang
- crampes abdominales très douloureuses et fréquentes
- sensation de nausée et de vomissements.

Actuellement, nous n'avons pas de médicaments qui peuvent prévenir cette forme d'infection, il est possible d'adopter certains comportements qui peuvent nous protéger de ce risque :

- Évitez tous les aliments considérés comme « à risque » comme, par exemple, la viande crue ou non cuite et le lait non pasteurisé.

- Il est essentiel de bien laver tous les aliments consommés crus.

- Il est essentiel de laver et de stériliser les ustensiles de cuisine avec de l'eau chaude et du savon avant et après le contact avec des produits crus ou de la viande.

- Chaque aliment doit être entreposé dans des contenants séparés

- Il est essentiel de bien se laver les mains avant la cuisson, après la cuisson, au contact des animaux et dans de nombreuses autres situations.

Avec nos mains, nous allons toucher beaucoup de choses et souvent nous ne réfléchissons pas bien à l'importance de l'hygiène de cette partie du corps. Même les habitudes ont un certain poids en termes d'hygiène, par conséquent, chaque fois que nous toussons, il est bon que nous n'utilisions pas nos mains mais le creux du coude, chaque fois que nous touchons quelque chose, il est important de les laver avec de l'eau et du savon ou bien d'avoir des gels spéciaux disponibles pour la désinfection.

7.9 Pseudomonas aeruginosa (bacille pyocyanique)

Ce type d'infection est nosocomiale, ce qui signifie que l'incidence la plus élevée de contagion se produit en milieu hospitalier. C'est une bactérie à Gram négatif, c'est un pathogène plutôt opportuniste qui a tendance à proliférer chez les individus qui ont de faibles défenses immunitaires.

Il peut entrer en contact lorsque les barrières du corps sont compromises comme dans le cas d'une blessure. À ce jour, c'est l'agent pathogène le plus isolé chez les patients hospitalisés pendant au moins une semaine, en plus du fait qu'il est opportuniste, il est important de souligner qu'il est assez résistant aux antibiotiques.

L'infection se produit généralement en trois étapes :

- Attaque et colonisation subséquente
- Le début de l'infection locale
- Le passage dans le sang et l'apparition de la pathologie

Ce type d'infection peut impliquer :

- Problèmes généralisés impliquant le système respiratoire
- L'augmentation des bactéries dans le sang
- Le développement de l'endocardite
- Problèmes probables du système nerveux central pouvant entraîner une méningite ou des abcès cérébraux
- Troubles de l'oreille, tels que l'otite
- Troubles du système oculaire
- Troubles osseux et articulaires de divers types
- Troubles gastro-intestinaux
- Troubles des voies urinaires

Selon les organes impliqués et le développement de l'infection, les symptômes suivants peuvent être détectés :

- Fièvre
- nodules sous-cutanés

- cellulite
- souffle cardiaque
- difficulté à se déplacer
- cyanose
- déshydratation
- douleur abdominal
- lésions hémorragiques et nécrotiques
- abcès
- œdème des paupières
- écoulement oculaire purulent
- Érythème conjonctival

Les infections à Pseudomonas aeruginosa sont traitées avec des thérapies antimicrobiennes, les antibiotiques doivent être évalués au préalable car cette bactérie est particulièrement résistante. Dans les cas les plus difficiles, il peut être nécessaire de combiner une thérapie, comme l'utilisation d'un bêta-lactame et d'un aminoglycoside.

Si l'infection touche les yeux, un traitement topique peut suffire. S'il s'agit de l'intestin, nous avons tendance à combiner l'antibiotique avec une bonne hydratation. Dans les cas les plus ingérables, une intervention chirurgicale peut être nécessaire pour enlever le tissu compromis et drainer les abcès. Dans ceux où la chirurgie classique n'est pas suffisante, une intervention chirurgicale doit être pratiquée pour l'amputation de la zone touchée.

7.10 Proteus mirabilis

Ce type d'infection peut être contracté en milieu hospitalier, ou dans tous les contextes où il est possible d'entrer en contact avec des établissements de santé infectés, bien qu'à vrai dire, le mode de transmission réel n'ait pas encore été complètement découvert.

Il peut également être trouvé dans les plaies superficielles, en particulier chez les patients qui ont subi des traitements antibiotiques. Cette bactérie peut conduire à des images inflammatoires importantes, grâce à l'action des lipopolysaccharides et de l'uréase, qui, produisant une substance à base d'ammoniac, détermine la lyse cellulaire et la digestion au niveau organique.

L'alcalinisation de l'urine entraîne la formation de cristaux de calcium et de phosphate de magnésium et d'ammonium qui, une fois atteints les voies urinaires, provoquent des saignements, des inflammations et parfois des obstructions. Ce type d'infection est plus fréquent chez les personnes âgées et chez celles qui souffrent d'infections urinaires fréquentes.

Parmi les différents facteurs de risque, nous trouvons :

- Séjours hospitaliers particulièrement longs
- Antibiothérapies longues
- La mise en place à long terme du cathéter vésical

Cette infection peut être associée à :

- Cystite

- Prostatite
- Lithiase urinaire
- Symptômes de l'infection dérivés de Proteus mirabilis

La symptomatologie peut impliquer :

- Oligurie
- Urine hyper concentrée
- Douleurs pelviennes
- Strangurie
- Pyurie
- Insuffisance rénale (à un stade plus avancé)
- Fièvre
- Frissons
- Nausée
- Vomir

Cette bactérie peut entraîner des tableaux cliniques graves, en particulier pour les patients hospitalisés. La thérapie pour lutter contre cette infection implique l'utilisation d'antibiotiques tels que ; pipéracilline, ampicilline, céphalosporines, fluoroquinolone et aminosides. Aujourd'hui, il y a eu une résistance particulière également à cette bactérie, le médecin lors de l'évaluation du traitement doit garder à l'esprit cet élément de risque.

CHAPITRE 8
Les objectifs de la suture

La suture est une technique qui est souvent utilisée, cependant, il est nécessaire de comprendre quand cela doit être considéré comme utile ou non, cette évaluation doit être effectuée par le personnel compétent, comme, par exemple, le chirurgien. Ce chapitre vise à décrire les principes de base de la suture qui doivent être pris en compte chaque fois que vous en effectuez une, quel que soit le type.

Les principaux objectifs de la suture :

Lors de la réalisation d'une suture, les bords de la plaie doivent être placés ensemble afin que le contact soit créé, ce qui permet une meilleure cicatrisation de la coupure. La plaie doit également être soutenue pour assurer une bonne force de traction, jusqu'à ce que celle-ci soit générée directement par le corps grâce au processus de cicatrisation. Tous les espaces morts doivent être éliminés pendant la phase de nettoyage, de plus, le risque de saignement et d'infection doit être minimisé.

Lorsque **la chirurgie de suture est nécessaire**

- Utilisé pour fermer les plaies qui nécessitent cette opération
- Utilisé pour résoudre les défauts « esthétiques » congénitaux dès la naissance (par exemple la fente labiale)
- Utiliser pour fixer les volets avec plus de précision
- Utilisé pour la réparation des nerfs et des tendons qui ont subi un traumatisme majeur
- Utilisé pour la formation d'un nouveau vaisseau sanguin lorsqu'une direction d'écoulement différente est nécessaire, grâce à l'union de deux vaisseaux
- Pour atteindre l'hémostase

Focus : le terme **hémostase** indique l'événement opposé à celui de l'hémorragie, dans ce cas, le saignement est retenu à l'intérieur du vaisseau. Le processus d'hémostase implique l'intervention de facteurs vasculaires, plaquettaires et plasmatiques. Les différents mécanismes entrent en action pour éviter la formation de grumeaux qui peuvent être très dangereux, des anomalies peuvent survenir qu'en raison d'un risque hémorragique excessif conduisant à une thrombose.

Les trois stades de l'hémostase sont :

Vasculaire : cela inclut la première réponse du vaisseau, il pourrait être défini comme le réflexe primaire également causé par la douleur, lorsque le vaisseau est endommagé. Le vaisseau se rétrécit facilitant la vasoconstriction.

Plaquettes : dans cette phase, les plaquettes rejoignent la partie endommagée de manière à former une première fermeture.

Pour une diminution de la douleur et augmenter l'effet « vasoconstricteur », la sérotonine est libérée dans le corps par les plaquettes ainsi que d'autres éléments. Les plaquettes sont capables d'empêcher le sang de fuir en cas de blessure ou de lacération, un phénomène connu sous le nom d'hémostase primaire.

Coagulant : lorsque ce « bouchon » généré par les plaquettes s'est formé, les facteurs de coagulation subséquents sont définis par le terme coagulation en cascade qui conduit à la formation de la protéine plasmatique. Pendant la phase d'hémostase secondaire il est possible que certains globules rouges ou blancs restent à l'intérieur du réseau du premier bouchon hémostatique, ce phénomène pouvant provoquer des thrombus si le caillot se détache de la paroi et parvient à atteindre le cerveau, le cœur ou les poumons avec des conséquences plus ou moins graves selon la cadre clinique.

Cependant, il n'est pas possible d'éviter cette étape car elle est nécessaire dans le processus de cicatrisation. Immédiatement après la coagulation, nous entrons dans la phase post-coagulation, où intervient une protéine plasminogène capable de détruire le caillot ramenant l'état initial.

Les principaux types d'hémostase utilisés en médecine sont :

- Au niveau chimique, un agent particulier est utilisé pour arrêter le saignement. Il est composé d'un collagène spécial afin d'attirer les plaquettes initiant le processus naturel de coagulation.

- Avec la pression, il est utilisé comme méthode de tamponnade, en attendant l'intervention d'un médecin pour s'assurer que la situation ne s'aggrave pas davantage.
- Grâce à des sutures, qui servent à fermer les plaies ouvertes, préservant ainsi la zone de la contamination par des agents pathogènes dangereux. Les sutures sont également fondamentales dans le processus d'hémostase car elles unissent la peau lui permettant de faciliter l'activation des plaquettes.

Lorsque la chirurgie de suture n'est **pas** nécessaire

- Les sutures ne doivent généralement pas être effectuées lorsque la plaie n'est pas ouverte ou n'est que superficielle.
- Ils ne doivent pas être effectués même s'il y a un processus d'infection en cours, dans ce cas, l'infection doit d'abord être guérie et ensuite vous pouvez intervenir avec la suture.
- Les sutures ne doivent pas être effectuées sur des surfaces concaves

8.1 Quelques principes de base

Avant d'effectuer une suture, certains principes de base très importants doivent nécessairement être observés, surtout si vous n'avez pas beaucoup de pratique au début. Avec le temps, ces principes deviennent font partie d'une certaine « habitude » professionnelle.

Instrumentation : quelques bonnes pratiques

- L'aiguille et le matériel pour l'exécution de la suture doivent être tenus correctement, la main à utiliser est toujours la main dominante et en particulier le porte-aiguille doit être tenu entre le pouce et l'annulaire.
- L'aiguille doit être dans une position perpendiculaire au porte-aiguille, de plus, la pince doit être tenue naturellement de la même manière d'un stylo.

La réussite de la piqure : quelques bonnes pratiques

- Le terme « piqure » définit la procédure d'insertion et de retrait ultérieur de l'aiguille dans le tissu.
- Pour une exécution correcte, vous devez utiliser les pinces tissulaires, afin de prendre et de soulever ensuite un lambeau de la plaie, ce mouvement nous permet de voir l'aiguille sortir du tissu et ensuite pénétrer le lambeau opposé. Du bord de la plaie, il est recommandé de maintenir une distance minimale d'environ 5 millimètres.
- Faites attention car l'aiguille n'entre pas droie mais perpendiculairement à la plaie à suturer. Ce mode est parfait car il ne crée pas de dégâts supplémentaires.
- Pour pousser l'aiguille, il est nécessaire d'équilibrer délicatesse et force, la courbure de l'aiguille doit toujours être suivie naturellement afin de ne pas percevoir la résistance du tissu.

- À ce stade, l'aiguille sortira du côté intérieur, le porte-aiguille doit être libéré de la partie entrante et pourra ensuite saisir l'extrémité qui sort, l'aiguille doit être tirée doucement en suivant toujours sa courbure naturelle.

- La piqure se poursuit dans le deuxième lambeau de la plaie, également dans ce cas, la partie interne est saisie, si la technique implique évidemment ce mouvement. Suivez les étapes mentionnées ci-dessus pour entrer et sortir des bords.

- La distance entre les piqûres doit être identique, si vous effectuez une morsure à 4 millimètres, toutes les autres seront également sur la même ligne.

- Les piqures ne doivent jamais être prises ensemble mais seulement une à la fois, ce mode même si d'une part il peut sembler plus lent garantit une plus grande précision dans la section de travail. La règle peut varier en fonction des techniques spécifiques que nous verrons tout au long du livre. Par exemple, il existe une règle qui recommande de suturer des tissus minces aux tissus plus épais, des tissus profonds aux tissus superficiels, etc. En plus des principes généraux, il peut y avoir des méthodes qui varient selon le type d'intervention qui doit être faite.

L'exécution du nœud : quelques bonnes pratiques

Dans le chapitre suivant, nous verrons l'exécution de différents nœuds, indépendamment de chaque technique spécifique, il y a des éléments qui doivent être pris en compte à ce stade du processus.

- Lorsque l'aiguille sort du deuxième lambeau de la plaie et qu'il ne reste qu'un petit étirement dans le premier lambeau , il est conseillé de tirer doucement le fil

- Le porte-aiguille doit être relâché pour prendre l'extrémité du fil avec l'autre main (la non dominante)

- Les nœuds peuvent être faits de deux manières, à la main ou à l'aide du porte-aiguille. Avec le porte-aiguille, il faut le manipuler avec la main dominante, en essayant de le maintenir dans une position parallèle à la plaie à suturer.

- Le nœud à effectuer dépend de la technique, il est essentiel qu'ils soient suffisamment serrés pour que la suture soit ferme avec les bords.

- Le nœud, bien que serré, ne doit pas provoquer « l'étranglement » de la plaie.

- Le nœud ne doit pas être effectué en contact avec le site de la plaie, mais légèrement sur le côté, sinon vous risquez d'allonger le temps de cicatrisation.

- Dans le cas du positionnement de plusieurs nœuds, il est préférable qu'ils soient sur la même ligne.

L'exécution de la coupe : quelques bonnes pratiques

Pour faire une bonne coupe, vous devez vous assurer de la netteté des ciseaux. Si vous utilisez les émoussés, vous risquez de vous effilocher du matériau, quelle que soit la technique, il est conseillé de couper les derniers points de la suture.

- Si une suture continue est effectuée, seulement le point d'extrémité le plus court doit être coupé, sur l'extrémités interrompues les deux doivent être coupée.

- Dans les sutures profondes où un matériau résorbable a été utilisé, la coupe doit être faite près du nœud (toujours garder à quelques millimètres du nœud pour éviter de casser ou de fondre).

- Dans les sutures superficielles non résorbables, ne coupez pas trop près du nœud, il est recommandé de s'éloigner de quelques millimètres afin de faciliter les manœuvres lors du retrait.

CHAPITRE 9
Nœuds chirurgicaux

Les nœuds sont essentiels pour fixer la suture dans la bonne position. Il ne fait aucun doute que si le nœud est faible, la suture sera également affectée. Un nœud mal positionné implique entre autres :

- Hémorragie
- Rupture ou déchirure des tissus

Apprendre à effectuer des nœuds est la première étape avant même d'effectuer une suture. Ils peuvent être effectués manuellement ou à l'aide d'un outil. Laissant de côté la méthode, il convient de noter que chaque nœud se compose de deux boucles, la première est connue sous le nom de boucle d'approche, si elle est positionnée correctement, les bords de la plaie sont proches lorsque vous allez tirer.

Les boucles qui suivent la première sont appelées boucles de sécurité, en vertu de leur fonction. Un nœud bien fait doit avoir des boucles bien exécutées, car de cette façon, l'étanchéité de toute la suture est maintenue au moment de l'attachement.

Le facteur de sécurité de la boucle n'est influencé que par le nouement du nœud, si un nœud est mal noué, il y a un risque probable de rupture. La sécurité est garantie si le matériel est maintenu hermétiquement tendu pendant l'exécution.

Ensuite, il y a des éléments qui jouent dans la sécurité du nœud lui-même, l'un d'entre eux concerne la structure, par exemple, si les tours sont opposés, il y a un effet plus ferme par rapport à un nœud qui prévoit les tours dans une seule direction.

Un autre facteur qui peut influencer la sécurité est le type de matériau et surtout si celui-ci a de la mémoire. La mémoire fait référence à la capacité de revenir à la forme originale. Prenons quelques exemples, si nous avons un matériau avec une mémoire et un coefficient de frottement faibles, nous aurons sans aucun doute une sécurité plus ferme que des valeurs opposées.

L'extrémité comme longueur est importante, si vous coupez trop près du nœud vous risquez de l'affaiblir. Après avoir effectué le nœud, il est recommandé de laisser un espace allant de 3 à 5 millimètres. Même les spires influencent la solidité de la suture ; celles-ci dépendent du type de matériau ou de suture (sutures continues ou coulissantes), le nylon par exemple nécessite de plus de tours que les autres types de matériaux.

La sécurité du nœud est également influencée par l'environnement dans lequel la suture doit être effectuée, les parties grasses ont tendance à compromettre cette valeur le rendant moins sûr, à moins que plus de tours ne soient effectués pour remédier à la perte de résistance. Enfin, un petit diamètre rend la suture plus faible qu'une plus grande.

9.1 Le nouage des nœuds

Les techniques de nouage des nœuds sont nombreuses, mais quels que soient les différents mouvements, il y a des principes de base à garder à l'esprit. Tout d'abord, le type de nœud doit être choisi en fonction de l'intervention à effectuer, dans tous les cas un nœud effectué de manière artisanale aura tendance à rester ferme par rapport à un nœud qui se fait un peu approximativement. Les astuces suivantes vous permettront d'effectuer un nœud bien fait :

- Il est conseillé d'éviter tous les mouvements qui peuvent créer une forme de frottement du matériau le rendant moins résistant, causant dans les cas les plus graves même la rupture

- La traction doit être maintenue fermement après le positionnement du premier virage ou boucle, il est possible de saisir la partie libre du matériau pour obtenir un nœud serré

- Le matériau ne doit jamais être écrasé avec un équipement de travail afin de ne pas entraîner d'affaiblissement supplémentaire et surtout inutile. Les instruments doivent garder les extrémités libres en évitant de tirer trop ou de faire des mouvements inappropriés qui pourraient provoquer la rupture du matériau.

- Lorsque vous allez positionner le tour, les extrémités doivent être tirées dans des directions opposées, qui seront inversées dans le tour suivant, vous devez procéder avec ce mode alternatif, pour maintenir une tension uniforme

- Dans le dernier tour, les extrémités doivent être tirées horizontalement, de cette façon le nœud se resserre parfaitement

- Les nœuds particulièrement volumineux placés dans les couches profondes interfèrent avec les couches plus superficielles

- Le nœud qui ferme la suture doit être plus petit, étant donné que les tours supplémentaires ne doivent être effectués que lorsque cela est nécessaire, sinon vous risquez de mettre trop de volume au risque d'encourir une réaction de corps étranger

- Le nœud final ne doit pas glisser mais rester ferme, si quelque chose ne vous convainc pas, il vaut mieux refaire le nœud plutôt que de rester dans le doute et courir le risque de déliement, de rupture de suture ou d'infection dans la phase délicate de cicatrisation.

9.2 Types de nœuds

9.2.1 Nœud carré

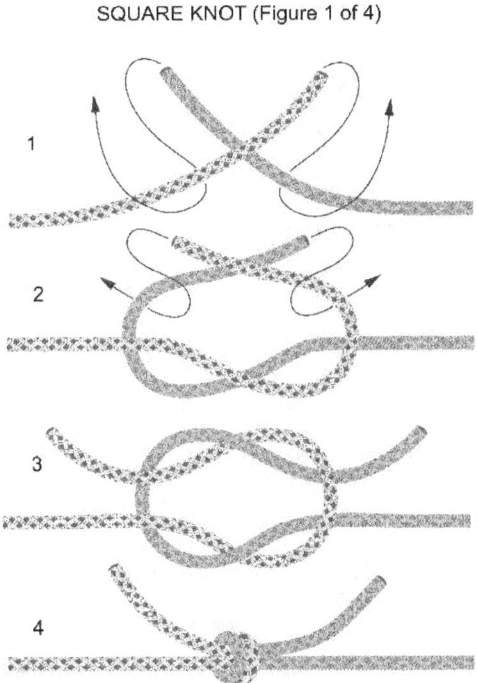

Ce type de nœud se caractérise par sa robustesse et sa solidité, il est encore le plus couramment utilisé par les chirurgiens qui ont tendance à l'effectuer à la main sans l'aide d'instruments.

Exécution :

- Le fil de suture doit passer sous le tissu, puis le tenir à deux mains, en faisant attention à la position, une main est située près du patient et l'autre plus décalée.
- Le fil est maintenu avec une légère pression du pouce et de l'index de la main gauche
- La partie la plus longue est enroulée autour de l'index puis passe sous le point de croisement
- À ce stade, le fil est croisé de manière à former une boucle maintenue fermement
- Avec l'aide de la main droite, le fil est poussé à travers la boucle, dans les deux sens
- De la boucle, le fil doit être pris en position distale, tandis que l'autre partie dans une direction proximale, cette procédure conduit à l'achèvement du premier demi-nœud carré
- continuer à former le deuxième demi-nœud, le fil est maintenu dans la main droite au-dessus et au-dessous du pouce, procéder en enlevant le pouce en tirant les extrémités qui restent libres, dans deux directions opposées.

Tous les nœuds et non seulement, nécessitent d'une bonne dose de pratique pour une bonne exécution. Si ce nœud est mal exécuté, il peut se transformer en nœud mal exécuté, cet événement ne doit pas se produire car vous aurez un nœud particulièrement faible. Un inconvénient qui peut résulter d'une mauvaise exécution concerne le manque de calibre de tension qui implique la réouverture de la suture.

9.2.2 Nœud chirurgical

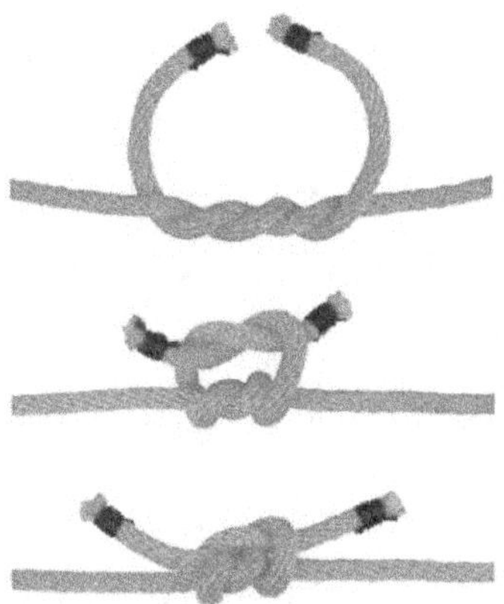

Le nœud chirurgical est un nœud adapté pour éviter de glisser, il est parfait dans les plaies sous tension, grâce aux nombreuses boucles qui offrent une plus grande stabilité.

Exécution :

- Le fil de suture doit être passé sous le tissu
- La main droite et la main gauche doivent être maintenues en position distale et proximale
- Le fil qui est tenu dans la main droite doit être passé sur l'index de la gauche, tandis que tirer l'extrémité est resté libre
- La procédure qui conduit à la formation de la boucle doit être répétée

- Le nœud doit être serré en positionnant la main gauche dans une direction proximale et la droite dans la direction distale afin de compléter le premier tour
- Dans le tour suivant, le fil est enveloppé dans la main droite tandis que le pouce amène l'extrémité libre à la position distale
- Le processus d'enroulement doit être répété en le complétant avec la poussée
- Avec l'extrémité libre dans la main droite, vous serrez et allez dans la direction proximale, tandis que la gauche va dans la direction opposée, de cette façon, vous avez également terminé le deuxième tour du nœud chirurgical

Dans le nœud précédent, nous avons vu que les bords de la plaie pouvaient être approchés pour l'exécution du nœud. Dans ce cas, étant le nœud du chirurgien plus volumineux, il est préférable de ne pas opter pour la même procédure, la raison en est contenue dans la probabilité de retenir des corps étrangers pouvant entraîner des réactions graves ou des infections. Le nœud du chirurgien doit être effectué lorsque les mêmes lambeaux de tissu ne peuvent pas être combinés avec la technique du nœud carré.

9.2.3 Nœud en queue de cochon

Ce type de nœud n'est pas utilisé pour arrêter les plaies en raison du risque élevé de glisser. Le nœud en queue de cochon n'est donc pas ferme et vous choisissez de ne l'utiliser que lorsque vous souhaitez changer l'étanchéité du nœud.

Exécution :

- Le matériau doit être passé sous le tissu, du bout des doigts, vous tenez un dernier morceau de matériau des deux côtés.
- Dans cette étape, le croisement entre les matériaux qui sont dans leurs mains respectives est effectué
- Le matériau dans la main gauche doit être poussé sous le matériau dans la main droite, puis le tirer vers lui-même et sur le matériau présent dans la main droite
- Dans cette étape, le croisement est effectué, le matériau dans la main gauche doit être poussé à travers le matériau dans la main droite, puis le diriger en le tirant vers lui-même, mettant fin au passage sur la main droite
- Enfin, les deux extrémités doivent être tirées dans une direction horizontale et maintenues éloignées l'une de l'autre.

9.2.4 Nœud de pendu

Ce type de nœud a une caractéristique importante car il vous permet de contrôler la prise, en décidant s'il est préférable de la desserrer ou de lui donner une plus grande fermeté. Cet aspect donne une certaine fermeté et tension en adéquation avec les besoins de l'intervention. Le dernier nœud et celui de queue de cochon sont généralement utilisés dans les zones les plus profondes du corps, par conséquent, le nœud peut présenter une ligature superficielle avant d'être placé dans son emplacement final.

Exécution :

- Le matériau doit être glissé sous le tissu
- La main droite est en position proximale et est utilisée pour garder le trait court, à l'aide du pouce et de l'index
- La main gauche en position distale maintient le trait plus longtemps à l'aide du pouce et du majeur
- L'index de la main gauche assiste le mouvement et passe le matériau de la main droite autour de l'index gauche afin de le maintenir immobile.
- Le matériau doit être passé dans le crochet qui vient d'être créé puis tiré légèrement, le crochet doit ensuite être répété avec le tirant d'eau respectif
- Ce type de nœud par rapport aux autres a tendance à mieux glisser à tel point qu'il peut être poussé avec la main gauche tandis que l'autre maintient l'extrémité stable
- La plupart du temps ce type de nœud se termine par deux nœuds plats afin de garantir une plus grande sécurité
- Ces opérations doivent être effectuées avec précaution car une petite erreur suffit à affecter l'étanchéité du nœud

Focus : positions en médecine

ANATOMICAL POSITION
Cranial
Superior
Right
Left
Median
Proximal
Anterior
(Ventral)
Posterior
(Dorsal)
Medial
Lateral
Caudal
Distal
Proximal
Inferior
Distal
Lateral View
Anterior View

Il arrive souvent de lire des textes médicaux pour répondre à certains termes, les mêmes sont utilisés pour apporter une meilleure compréhension de la position du corps et en particulier de l'orientation. Les termes présentés ici dans l'usage médical courant sont également combinés pour décrire certaines parties, par exemple, le mot antérolatéral, nous fait comprendre que la zone à laquelle je fais référence est située à l'arrière du corps, mais encore loin du plan médian. Voyons-les spécifiquement :

* Le terme latéral et médian fait référence à une partie du corps qui est située par rapport à la ligne médiane la plus proche ou la plus éloignée.

* Le terme supérieur ou inférieur désigne une partie du corps la plus proche de la tête ou des pieds.

* Le terme antérieur ou postérieur fait référence à une zone du corps située frontale ou du côté opposé.

* Le terme superficiel ou profond fait référence à une partie du corps qui est plus proche de la peau ou plus éloignée

* Le terme distal ou proximal fait référence à un point du corps qui est plus proche ou plus éloigné que le point d'origine, comme, par exemple, le cœur avec ses vaisseaux, les côtes avec la colonne vertébrale et ainsi de suite.

9.2.5 Nœud plat

Ce type de nœud présente des similitudes avec le nœud carré, la différence que l'on trouve dans son exécution et que pour y parvenir, vous vous aidez d'un instrument ; le porte-aiguille.

Exécution :

* commencer par passer le fil de suture sous le tissu de telle sorte que la pièce la plus longue soit tournée dans la position proximale et la plus courte dans la position distale.

* Avec la main droite, saisissez le porte-aiguille de manière à prendre l'extrémité du matériau dans une direction proximale avec la gauche

* L'extrémité la plus longue est enroulée directement sur le porte-aiguille, dans le sens des aiguilles d'une montre

* Toujours en utilisant le porte-aiguille, vous allez saisir l'autre extrémité en essayant de tirer la partie la plus

longue vers vous et la plus courte dans la direction opposée

- L'extrémité la plus longue doit être enroulée sur le porte-aiguille dans le sens inverse des aiguilles d'une montre
- Maintenant, saisissez l'extrémité la plus courte toujours avec le porte-aiguille et tirez dans une direction distale tandis que l'autre extrémité va dans la proximale afin d'effectuer le nœud final

9.2.6 Nœud de Miller

Ce type de nœud est utilisé pour lier les vaisseaux sanguins et les pédicelles car il a une sécurité et un excellent degré d'étanchéité. L'exécution peut être effectuée à la main ou à l'aide d'un outil tel que le porte-aiguille.

Exécution :

- Commencez par passer le fil de suture sous le vase, en gardant la main droite dans une position proximale et la gauche dans la position distale.
- Le fil de suture est enroulé dans la main droite, exactement au-dessus de l'index avant de le tirer
- L'extrémité qui reste libre est tournée autour du vase, à l'aide de l'index
- Avec l'aide du porte-aiguille, vous passez à travers la boucle afin de saisir l'extrémité libre, puis vous tirez fort pour placer la main gauche dans une position proximale et la droite dans la position distale

N.b il existe également une autre façon d'effectuer le nœud de Miller, la différence par rapport à la première est que le fil doit passer sous le vase et sur l'index de la main gauche trois fois au lieu de deux.

L'extrémité qui reste libre du fil doit être tirée dans la boucle centrale avec la main gauche, puis saisie avec la main droite. Enfin, tirez fort , en prenant soin de garder votre main gauche proche et votre main droite éloignée.

9.2.7 Nœud de sang

Ce type de nœud est également appelé « nœud de sang-mêlé », la technique implique l'utilisation de tours, sans que cela génère une masse volumineuse du nœud.

- Le fil de suture est passé à travers le tissu
- En prenant l'extrémité libre, le tissu est enveloppé jusqu'à un maximum de huit fois.
- L'extrémité libre du matériau doit passer par la boucle qui a été initialement formée dans le premier tour
- Maintenant l'extrémité libre doit être passée dans le passage qui a été créé précédemment, enfin nous procédons en tirant l'extrémité libre pour mieux fixer le nœud en position de stabilité

9.2.8 Noeud d'Aberdeen

Ce type de nœud est utilisé dans les sutures continues, en utilisant le matériau libre laissé par la section nouvellement formée comme boucle.

Exécution :

- La boucle libre qui a été créée est maintenue avec la main gauche tandis que l'extrémité la plus longue du matériau avec l'aiguille est dans la main droite
- À l'aide des doigts de la main gauche, tirez l'extrémité la plus longue dans la boucle, en prenant soin de la faire passer à travers la boucle existante.
- L'ancienne boucle repose légèrement sur la plaie tandis que l'autre main tient la nouvelle boucle
- La procédure doit être répétée au moins 5/8 fois afin que la suture ait un bon degré de sécurité
- En dernière étape, l'aiguille doit être passée dans la dernière boucle, puis tirer de manière décisive, à ce stade, il est possible de couper l'extrémité libre pas trop près du nœud nouvellement formé, comme nous l'avons vu au cours du texte, il est recommandé de rester espacé de quelques millimètres.

9.2.9 Nœud d'arrimeur

Ce type de nœud a la caractéristique d'être autobloquant, grâce à la sécurité qu'il présente et au fait qu'il ne glisse pas.

Exécution :

- Pour une exécution correcte de ce nœud, il est nécessaire d'effectuer une morsure dans le tissu

- Le porte-aiguille doit être maintenu près de l'extrémité la plus longue, pour être clair, c'est celui qui pénètre dans le tissu.

- L'extrémité qui reste libre, c'est-à-dire celle qui sort du tissu et porte l'aiguille, doit être tordue à l'extrémité longue et au porte-aiguille plus d'une fois

- L'extrémité libre du matériau est saisie avec le porte-aiguille puis tirée avec le même, de cette façon le nœud est bloqué et sera bien soutenu contre le tissu

9.2.10 Nœud constricteur

Ce type de nœud est utilisé pour attacher les navires et compte tenu de son exécution, il s'avère plus ferme et plus sûr que le nœud Miller.

Exécution :

- Le fil de suture doit être passé sous le récipient pour être attaché de sorte que les deux extrémités soient l'une en position distale et l'autre en position proximale.

- L'extrémité proximale au-dessus du vaisseau doit être repliée de manière à l'amener vers la distalité.

- L'extrémité qui est située distale au-dessus du vase doit être repliée de manière à l'amener vers la proximale de cette manière une boucle est créée

- Le porte-aiguille doit être inséré dans la boucle qui vient d'être créée

- L'extrémité qui est restée libre de la boucle doit être amenée derrière l'autre extrémité afin de la saisir à l'aide du porte-aiguille, enfin elle est tirée fermement sans forcer les extrémités libres.

9.2.11 Nœud de Delimar

Ce type de nœud est utilisé lors de diverses procédures endoscopiques ou en arthroscopie.

Exécution :

- Avec votre main droite, vous attrapez le porte-aiguille en essayant de créer une boucle avec l'extrémité longue du matériau près de l'aiguille
- L'extrémité libre doit être prise avec la main gauche, puis elle est passée sur la poignée créée précédemment et sous la pointe du porte-aiguille lui-même
- L'étape décrite doit être répétée pendant deux tours supplémentaires
- Enfin, saisissez l'extrémité libre du matériau avec le porte-aiguille, puis tirez-le à travers les cornes afin de resserrer le nœud

CHAPITRE 10
Les principales techniques de suture : les bases

Les principales techniques de suture sont basées sur quatre ou cinq techniques de base qui sont ensuite adaptées à différentes situations cliniques. Dans ce chapitre, nous allons en apprendre davantage sur les principales techniques avec leurs variantes. Avant de vous essayer aux techniques avancées, il est bon que les techniques de base aient été parfaitement comprises et que leur exécution réussisse sans problèmes ni incertitudes.

10.1 Suture discontinue par points simples

Le processus d'apprentissage pour chaque novice commence toujours par cette suture, lorsqu'un certain degré de dextérité a été atteint, il peut être poursuivi dans les suivants. Je vous conseille de continuer étape par étape car un chemin sans progression logique précise risque de vous embrouiller et de ne pas obtenir les résultats que vous attendez.

Il est recommandé d'effectuer cette suture dans les situations où il est nécessaire de fermer les lacérations, généralement utilisé en chirurgie d'urgence.

Il n'est pas particulièrement approprié dans les couches profondes des tissus ou dans les zones d'une certaine valeur esthétique où il est préférable d'utiliser un autre type de suture.

Avantages

- C'est une suture simple à effectuer à tel point qu'elle représente le point de départ des débutants
- Étant un type de suture « séparé » dans le sens où il reste de l'espace entre les différents points, il permet une meilleure gestion du gonflement en évitant l'effet d'étouffement de la plaie ou une altération de la circulation
- Ce type de suture garantit une bonne force de traction à la plaie
- Selon le type de plaie, le chirurgien doit décider de la profondeur et de la distance qui peuvent être ajustées en fonction de l'expérience et de la situation spécifique. Cette utilité est importante dans un environnement de salle d'urgence, d'autant plus que les patients n'ont jamais de déchirure précise ou uniforme ; par conséquent, selon le cas qui se présente devant le médecin, il est nécessaire de comprendre comment le fermer de la meilleure façon
- C'est une suture qui a une bonne intégrité, si un point donne l'intégrité de la structure n'est pas compromise.

Les inconvénients

- C'est un type de suture qui nécessite du temps pour son exécution, cela est dû au fait qu'il est composé de nœuds individuels

- Les nombreux nœuds ont tendance à laisser de petites marques légèrement transversales sur la peau, pour cette raison, elle ne doit pas être effectué dans des zones délicates ou exposées telles que le visage.

- Les signes transversaux peuvent être évités si les points de suture sont enlevés dans les cinq jours

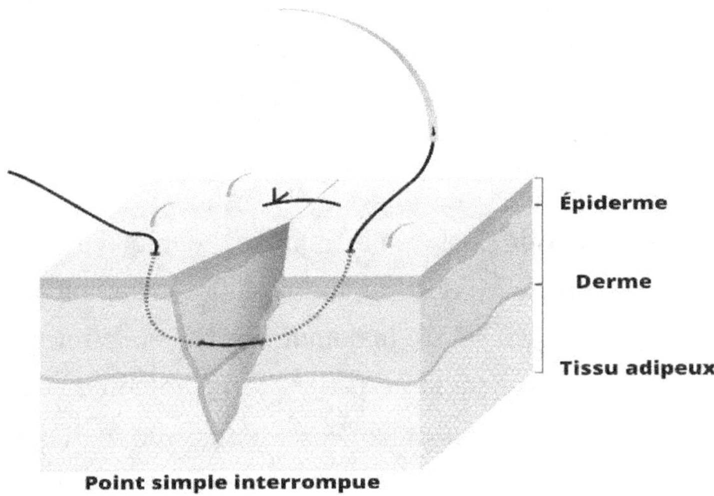

Exécution :

- Cette suture doit être commencée à partir du centre de la plaie, lorsque le premier point a été placé, vous pouvez placer les suivants, en essayant de vous distancer de 0,5 des deux côtés, de cette façon, vous arrivez à la fin de la plaie

- À l'aide de la pince, prenez le premier bord pour insérer l'aiguille, en commençant par la couche superficielle jusqu'à la couche la plus profonde du bord

- Prenez l'aiguille dès qu'elle dépasse de la partie profonde en essayant de garder un court tronçon d'un maximum de 3 centimètres de la première extrémité

- Maintenant, l'aiguille doit être insérée dans la partie profonde de la zone frontale de la plaie, vous pouvez vous aider avec la pince tissulaire pour l'insertion correcte de l'aiguille

- Dès que la pointe de l'aiguille émerge, elle doit être prise en tirant légèrement pour que le matériau soit bien tendu entre les bords

- L'excès de matière doit être collecté en le faisant tourner autour de la main non dominante (celle qui n'est pas utilisée pour tenir l'aiguille), laissant un excès de longueur d'un maximum de trois centimètres cet espace sera utile à la fin pour la formation du nœud.

- Le positionnement correct du nœud implique l'exécution du plan que nous avons rencontré dans le chapitre précédent

- Lorsque le nœud est terminé, coupez les extrémités de la suture, en prenant soin de ne pas couper trop près du nœud.

Les variantes de la suture interrompue simple :

10.1.1 Suture dermique enfouie (simple)

Cette technique particulière est utilisée pour fermer les tiges les plus profondes, avant que la peau ne soit fermée.

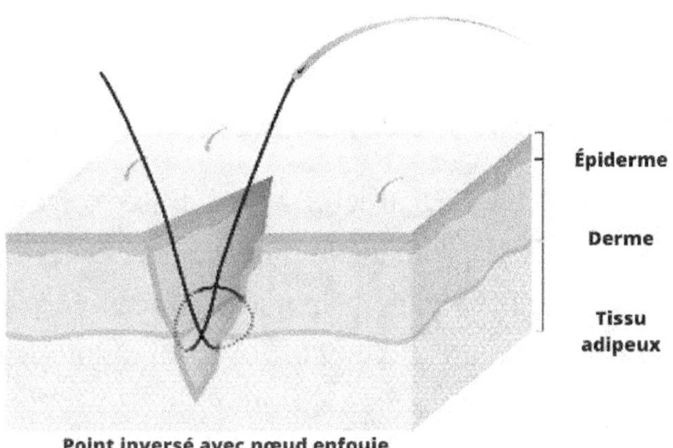

Point inversé avec nœud enfouie

Exécution :

- De la partie la plus profonde de la plaie est prise la première morsure qui continue dans la direction de la partie superficielle, dans cette variante la principale différence avec la version originale est l'inversion de la direction, dans la première, elle est passée de la surface à la profondeur, tandis que dans la variante, l'inverse est fait.

- La deuxième morsure est prise dans la partie superficielle du bord et continue ensuite jusqu'à la profondeur

- Le surplus de matériel est collecté pour l'exécution du nœud plat

- Lorsque le nœud est serré, vous pouvez voir qu'il est « enfoui » car il reste dans la couche la plus profonde après avoir effectué le mouvement en sens inverse
- La réalisation de ce nœud n'interfère pas avec le positionnement de la suture supérieure

10.1.2 La suture simple interrompue

Cette technique particulière est utilisée lorsqu'il y a un écart au niveau de la profondeur entre la plaie et les bords, cet écart peut avoir une origine anatomique ou causée par le chirurgien pour une fermeture incorrecte des couches inférieures.

Exécution :

- La couche la plus superficielle est percée, l'aiguille émerge d'une surface profonde jusqu'à atteindre un niveau augmenté de quelques degrés et jamais au point le plus élevé.
- L'aiguille tombe alors dans le bord opposé de la plaie toujours en profondeur, les correspondances ne sont jamais précises il y a toujours une petite différence de hauteur entre les deux parties
- L'aiguille, plus tard, émerge dans la couche de surface opposée en maintenant une distance similaire à celle de la première insertion, pour une clarification correcte sur la surface, la distance est maintenue proche, tandis qu'en profondeur elle diffère

- Enfin, le nœud plat est placé, en prenant soin de ne pas trop le serrer pour ne pas rendre la ligne peu uniforme.

10.2 Suture simple continue

Ce type de suture peut commencer d'un côté de la plaie, puis continuer sur toute sa longueur jusqu'à ce qu'elle atteigne l'extrémité opposée. Pendant l'exécution, aucun nœud n'est fait, un seul est placé à la fin.

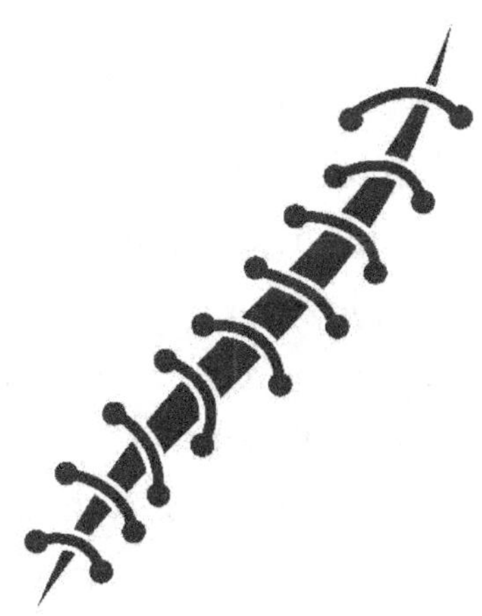

Ce type de suture est utilisé dans les plaies qui ont une longue coupure, où la tension produite est minime. Il est également utilisé pour mieux fixer les greffes de peau ou les lambeaux.

Il ne doit pas être utilisé dans toutes les plaies qui ont un degré élevé de déhiscence.

Les avantages :

- Le tissu cicatriciel est moins en raison de l'utilisation réduite des ganglions
- C'est une suture rapide à effectuer

Les inconvénients :

- Si même une partie de la suture échoue, le reste peut également être compromis
- Si la plaie est irrégulière, il est difficile de remonter les contours

Exécution :

- La première partie de l'exécution de cette suture rappelle beaucoup la suture interrompue, l'aiguille est insérée dans la partie superficielle d'un lambeau puis extraite dans la zone la plus profonde
- Par la suite, il est inséré dans la partie profonde puis sort dans la partie superficielle.
- Comme cela se produit en effet dans le nœud interrompu, il est nécessaire d'effectuer un nœud plat, la différence est incluse dans le fait qu'au lieu de couper les deux extrémités, nous ne coupons que la plus courte, laissant intacte la plus longue qui porte l'aiguille.
- Maintenant, l'aiguille est conduite dans le bord initial de la plaie, insérée dans la couche superficielle puis dans la couche profonde, en prenant soin de garder une distance de quelques millimètres de la première exécution
- Les piqûres sont placées, l'aiguille est insérée dans un point profond, puis elle est libérée d'un point superficiel.

Cette procédure est répétée plusieurs fois jusqu'à ce que la plaie soit terminée.

- Si les piqures sont situées l'une en face de l'autre, la suture aura un aspect diagonal, sinon les piqûres sont diagonales, même légèrement, la suture apparaîtra droite

- Le dernier tronçon est laissé un peu libre pour l'exécution du nœud plat, à la fin de l'exécution les extrémités doivent être coupées, en prenant soin de s'éloigner de quelques millimètres du nœud.

Les variantes de la suture simple continue :

10.2.1 La suture tressée continue

La suture tressée est faite là où une plus grande résistance à la traction est requise, mais elle est également utile dans les zones qui ont besoin d'une bonne hémostase ou qui, dans tous les cas, ont tendance à saigner avec une certaine abondance. Cette suture ne doit pas être effectuée dans les zones où il y a une altération de la circulation sanguine, car elle peut entraîner une strangulation supplémentaire.

Ce type de suture tressée a une exécution similaire à la simple continuité, en fait, chaque section subit un tissage lorsque l'aiguille traverse le matériau, vous pouvez voir les étapes ci-dessous.

Exécution :

- L'aiguille est insérée dans un bord enroulé de la couche superficielle puis dirigée vers la couche profonde, le mouvement continue à partir d'ici pour arriver à nouveau à la couche superficielle.

- Après avoir placé le nœud plat, coupez l'extrémité la plus courte, comme dans la suture simple, l'aiguille passe de l'intérieur du premier bord et de l'extérieur de l'autre bord, en gardant quelques millimètres des piqûres créées précédemment

- Lorsque l'aiguille sort, elle doit être tirée dans la boucle créée précédemment, pour s'assurer qu'un tissage est créé, ce processus doit être répété plusieurs fois, entrelaçant ainsi chaque section rencontrée jusqu'à ce que vous atteigniez la fin de la plaie

- Il est important de faire attention à la dernière section qui ne doit pas être entrelacée, mais laissée libre pour permettre au nœud de s'exécuter

- Lorsque le nœud plat a été positionné, vous pouvez procéder à la coupe des extrémités, en prenant soin de ne pas trop vous approcher du nœud nouvellement créé

10.3 Suture verticale de matelas

Ce type de suture est également connu sous le nom de « point Donati », son nom dérive du chirurgien d'origine italienne qui l'a décrit pour la première fois.

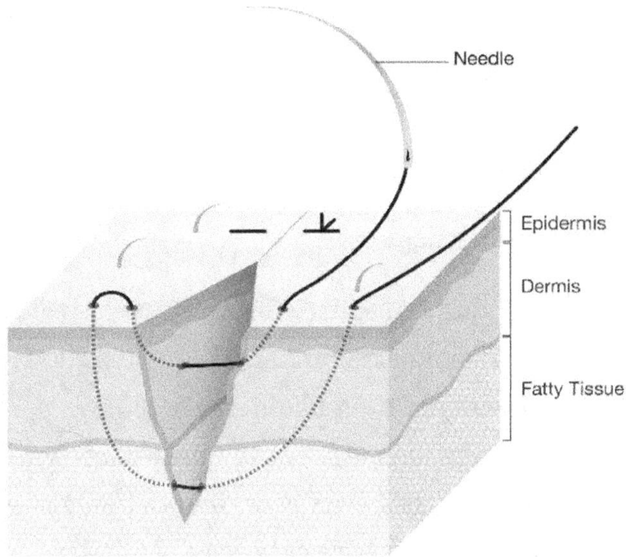

Suture matelas vertical

C'est une suture qui permet d'avoir une plaie fermée de manière de plus en plus ferme, ainsi qu'une bonne extraflexion des marges du tissu ou des organes, par rapport à la technique standard la plus couramment utilisée.

Cette technique de suture est de préférence utilisée dans toutes les zones sujettes à l'inversion, telles que. suture directement sur la peau après le retrait d'un kyste. La cicatrice résultante aura tendance à être plate.

Étant une suture particulièrement résistante, elle est utilisée dans des structures importantes où cette caractéristique d'opposition à la rupture est requise. Dans certaines régions, pour des raisons purement esthétiques, elle tend à être évitée, car la formation de marques post-suture est évidente.

Avantages

- Son utilisation réduit les espaces morts des plaies
- La plaie a une certaine extraflexion
- Les bords ont une tension plus faible et ont globalement une force de traction importante

Les inconvénients

- Le risque de hachures croisées est plus élevé car la suture a deux points d'entrée et deux points de sortie
- Une attention particulière est requise par le chirurgien, pour s'assurer que les piqûres sont symétriques, si cet aspect est laissé de côté, un gonflement esthétique de la suture peut se former

Exécution :

- L'aiguille est introduite dans la plaie à partir de la zone superficielle pour ensuite atteindre la zone profonde, vous devez rester un peu à l'écart du bord jusqu'à un maximum de huit millimètres
- L'aiguille lorsqu'elle réapparaît dans la partie profonde doit être au niveau du derme, puis pénètre dans la partie profonde de la plaie du côté opposé, restant toujours dans la profondeur du derme
- Plus tard, il émerge dans la partie superficielle du bord, essayant toujours de maintenir une distance de huit millimètres au maximum
- L'aiguille est ensuite inversée en l'envoyant dans la direction de la surface du deuxième côté afin qu'elle soit

proche du bord de la plaie, en maintenant un maximum de deux millimètres

- En substance, l'aiguille émerge de la couche en profondeur en gardant au niveau du derme ou légèrement au-dessus, puis l'aiguille est insérée en profondeur en gardant au même niveau
- Lorsqu'il réapparaît dans la couche superficielle près de la plaie, un nœud plat est fait, puis on procède à couper les extrémités de la suture en essayant de ne pas trop s'approcher du nœud pour ne pas le compromettre.
- La technique peut être répétée sur toute la longueur de la plaie

Les variantes de la suture verticale du matelas :

10.3.1. Suture continue de matelas vertical

Ce type de suture a l'avantage d'enfermer la suture verticale du matelas avec la suture continue. La combinaison des lambeaux est plus rapide lorsque la plaie a une éversion. La technique est réalisée en suivant les phases de la suture verticale du matelas que nous avons rencontrées précédemment, en concluant avec le nœud plat.

La différence réside dans la coupe des extrémités, nous ne coupons que la plus courte, tandis que la longue où se trouve l'aiguille continue dans l'exécution de la suture.

Exécution :

- L'aiguille pénètre dans la partie superficielle du bord de la plaie à une distance allant jusqu'à 8 millimètres, dans une direction légèrement horizontale par rapport au tractus de la plaie
- L'aiguille émerge alors de la partie profonde pour rentrer dans la partie opposée profonde
- Ensuite, l'aiguille émerge de la couche superficielle du bord en avant en maintenant une distance maximale de huit millimètres de la plaie
- L'aiguille passe ensuite de la couche superficielle directement à la couche profonde directement sur le deuxième bord, en maintenant une distance de deux millimètres au maximum
- L'aiguille se déplace horizontalement dans le sens de la longueur de la plaie , de manière à prendre une morsure de la même plaie
- Ce processus est répété après deux séries de piqûres, l'une de quatre millimètres et l'autre de huit millimètres, cela s'applique à toute la longueur de la plaie
- Lorsque vous arrivez à la fin, vous exécutez un nœud plat qui utilisera la boucle libre de la section précédente. À la fin, coupez les extrémités de la suture, en faisant attention à ne pas vous approcher du même nœud

10.3.2 La suture en poulie

Le but de la suture en poulie est de réduire la tension grâce aux piqûres situées des deux côtés de la plaie. Cette procédure réduit également les signes qui ont tendance à se former avec l'exécution de sutures, tels que l'étouffement des tissus.

Exécution :

- Les passages pour la suture de poulie sont similaires à celles utilisées pour le matelas vertical. Le seul élément qui diffère est la dernière étape.
- Avant de faire le nœud sur le premier bord, l'aiguille est croisée sur le deuxième bord qui passe à travers la ligne de suture verticale qui a été créée.
- Ensuite, l'aiguille est croisée une fois de plus sur le premier bord.
- Le nœud plat est fait avant de couper les extrémités du fil de suture

10.3.3 La suture lointaine et proche

Cette variante est une modification de la suture de poulie que nous venons de voir. Cette technique particulière est réalisée pour mieux dilater le tissu si la plaie est fermée en tension. Pour une exécution réussie, suivez les étapes ci-dessous.

Exécution :

- Avec la pince tissulaire, le premier bord de la plaie est prélevé de manière à ce qu'il soit extrafléchi

- Dans le trou proche, l'aiguille est passée dans la partie superficielle de la peau au derme, restant à un maximum de six millimètres du bord de la plaie

- L'aiguille est poussée à travers la partie profonde de la plaie (le derme), puis passe toujours dans la zone profonde du côté opposé, vous devez maintenir la même profondeur

- l'aiguille est ensuite prise sur la surface, sur le bord opposé, restant à deux millimètres du bord

- Maintenant, plutôt que d'amener l'aiguille à l'arrière, il faudra traverser toute la plaie jusqu'à ce qu'elle atteigne la hauteur du premier bord.

- L'aiguille pénètre dans la couche superficielle à travers la peau et le derme, mais ne reste qu'à deux millimètres du bord de la plaie.

- Ensuite, prenez l'aiguille du deuxième bord à une hauteur d'environ 6 millimètres maximum de la marge

- Pour conclure, un nœud plat est fait aux deux extrémités qui sont ensuite coupées en gardant à la bonne distance des nœuds qui viennent d'être exécutés.

10.3.4 *La suture de matelas verticale semi-enfouie*

L'un des principaux inconvénients de la suture de verticale est sans aucun doute les croisement des fils déterminé par les quatre points d'entrée. En utilisant la suture semi-enfouie, il est possible de surmonter cet inconvénient. Cette suture n'utilise pas les deux points en surface, elle est donc idéale dans toutes les sutures esthétiques.

Exécution :

- L'aiguille pénètre dans la partie superficielle en gardant environ six millimètres du bord, puis sort par la surface profonde.
- Sur le bord opposé, l'aiguille pénètre dans la surface profonde qui se trouve devant, mais ne sort pas de la couche superficielle mais de la couche profonde, en augmentant légèrement en niveau
- Par la suite, l'aiguille pénètre dans la surface profonde du premier bord pour sortir de la couche superficielle en maintenant une distance maximale de deux millimètres
- Aux deux extrémités, le nœud plat est fait, puis procédez à la coupe, en prenant soin de vous positionner à une distance adéquate
- La beauté de cette méthode est résumée dans le fait que tous les signes ne sont situés que d'un côté et ne sont pas visibles à œil nu.

10.4 Suture de matelas horizontale

Cette technique de suture permet une éversion assez prononcée du bord de la plaie. C'est une méthode qui implique l'incorporation de plus de tissu et pour cette raison, elle a tendance à être utilisée comme suture initiale lorsqu'un support est nécessaire pour maintenir ensemble les bords d'une plaie.

La suture de matelas horizontale est parfaite dans les plaies qui présentent un risque élevé de déhiscence ou après excision du tissu lui-même qui doit être fermé tout en maintenant une bonne tension.

Si les bords doivent être rapprochés, c'est aussi très bon lors de l'exécution d'autres techniques. Il doit être évité dans les cas où le tissu à traiter a un très mauvais apport sanguin.

Avantages

- Offre une bonne résistance aux tissus fragiles car elle implique une bonne traction
- La technique, si elle est effectuée correctement, permet une bonne répartition de la force de traction sur toute la longueur de la plaie
- Lors de la fermeture permet une bonne dilatation de la peau
- La plaie présente grâce à l'utilisation de cette méthode une bonne éversion, ce qui accélère le processus de guérison en raison de l'approche efficace des bords

Les inconvénients

- L'un des principaux inconvénients concerne les marques qu'il peut laisser étant donné que quatre piqûres sont également effectuées ici

- Il existe également un risque d'étranglement au niveau des tissus qui, chez les sujets prédisposés, peut entraîner une nécrose sur les bords, pour éviter ce processus, il est possible d'intervenir en insérant un rembourrage ou de la gaze à l'intérieur du matériau de suture

Exécution :

- L'aiguille pénètre dans la partie superficielle du bord de la plaie, il convient de noter que cette insertion doit être à une distance supérieure à celle de la plaie, pour un maximum de huit millimètres.

- L'aiguille sort de la partie profonde du bord et pénètre ensuite dans le bord opposé, restant dans la partie profonde

- Réapparaît dans la partie superficielle toujours sur le bord opposé, restant toujours à un maximum de huit millimètres

- L'aiguille est inversée pour être insérée dans la partie superficielle du deuxième bord, dans cette étape, il est bon de rester légèrement plus bas toujours dans une direction horizontale. La distance de la plaie reste toujours inchangée, environ huit millimètres.

- Plus tard, l'aiguille réapparaît dans la partie profonde du deuxième bord de la plaie, pénètre dans la partie correspondante, puis réapparaît dans la partie superficielle du deuxième bord.

- À la fin de la procédure, un nœud plat est effectué, puis coupe les extrémités de la suture, en prenant soin de se distancer adéquatement du nœud nouvellement formé.

Les variantes de la suture de matelas horizontale

10.4.1 La suture enchaînée à matelas horizontal

Cette technique garantit une meilleure union des bords, par rapport à la méthode traditionnelle. Une fois guéri, il est également assez facile à enlever. C'est une technique particulièrement utile lorsque nous devons gérer un tissu atrophique.

Exécution :

- La méthode à prendre en considération est celle utilisée dans la suture traditionnelle du matelas. Lorsque l'aiguille sort du premier côté, vous ne courez pas le nœud mais continuez avec cette variante.
- L'aiguille se croise du côté opposé qui passe à travers la boucle formée de l'autre côté de la plaie
- L'aiguille est ensuite tirée légèrement du côté près de la plaie vers le côté éloigné pour bloquer la suture.
- Au stade final, l'aiguille avec le fil de suture est amenée du premier côté, de manière à effectuer le nœud plat. Il se

termine par la coupe des extrémités de la suture, en veillant à ne pas trop s'approcher du nœud.

10.4.2 Suture continue avec matelas horizontal

Cette méthode combine la suture du matelas avec la suture continue, elle est particulièrement utile lorsqu'il y a une extraflexion qui doit être gérée par la vitesse (les longues incisions en sont un exemple).

Exécution :

- Cela commence par la suture classique du matelas en procédant à la formation du nœud plat.
- Les extrémités ne doivent pas être coupées, seule la plus courte est raccourcie et la longue est conservée avec l'aiguille
- L'aiguille est passée horizontalement dans la couche superficielle correspondant au premier bord de la plaie (celui qui a le nœud à l'intérieur).
- L'aiguille est passée dans la surface profonde et pénètre de nouveau dans la surface profonde opposée, en maintenant le même niveau, puis réapparaît à la surface
- Maintenant, l'aiguille est inversée, pénètre dans la couche superficielle du deuxième bord, puis émerge sur la couche profonde
- L'aiguille pénètre à nouveau dans la surface au niveau profond du premier bord, puis réapparaît à travers la peau.

- Ce mouvement horizontal de pénétration de l'aiguille se poursuit sur toute la longueur de la plaie
- Lorsque vous atteignez la fin, vous faites un nœud plat en utilisant la boucle lâche de la section laissée précédemment

10.4.3 La suture de matelas horizontale renforcée par une bande

Cette méthode particulière est utilisée lorsque la peau est atrophique ; par conséquent, une mise en place de sutures pourrait entraîner une déchirure excessive. Si un cas de cette nature survient, les bandes adhésives chirurgicales peuvent faciliter le processus de guérison. Les bords de la plaie doivent être correctement nettoyés et désinfectés avant d'appliquer les bandelettes. Des morsures sont créées entre la bande adhésive et le tissu sous-jacent.

10.4.4 La suture de matelas semi-enfouie

Ce type de suture est également appelé par le nom de « point d'angle ». C'est une technique plutôt utile pour joindre les volets et le point de rencontre avec les incisions qui forment un angle de 90°.

Exécution :

- En effectuant cette suture, il est nécessaire de préfigurer une ligne imaginaire qui coupe le triangle, pour les débutants, il est recommandé de s'entraîner à dessiner cette ligne afin de maintenir une précision correcte dans l'exécution

- L'aiguille est insérée dans la couche superficielle de la peau, jusqu'à un maximum de six millimètres de l'apex

- L'aiguille est ensuite insérée dans la partie profonde, puis réapparaît dans la zone de la plaie triangulaire.

- Le lambeau est extrudé vers l'arrière à l'aide d'une pince tissulaire, de cette façon, il est possible de voir la partie profonde

- L'aiguille rentre dans la partie profonde du volet, en essayant de suivre un point parallèle au point d'entrée initial

- Elle sort ensuite par la surface en un point horizontal par rapport à la deuxième insertion et diagonal par rapport à la première.

- L'aiguille est ensuite insérée dans la couche profonde restant en ligne horizontale par rapport au premier point utilisé comme entrée, enfin, elle sort de la couche superficielle

- Un nœud plat est effectué, assurez-vous que le nœud est serré pour correspondre parfaitement aux tissus. Un nœud excessivement serré peut entraîner une malformation du tractus de suture pendant la cicatrisation

10.4.5 La suture de matelas enfouie

C'est une méthode qui garantit un excellent résultat esthétique car il n'y a pas de signes transversaux dus aux points de suture. Il est également utile lorsque les plaies sont serrées ou qu'il n'est pas possible de travailler avec le porte-aiguille.

Exécution :

- Le bord de la plaie est extrudé grâce à l'utilisation de forceps pour favoriser la vision du derme sous-jacent
- L'aiguille pénètre dans le derme à un maximum de quatre millimètres du bord de la suture, en maintenant un angle parallèle à l'incision
- L'ego réapparaît au même niveau que le derme plutôt horizontalement par rapport au point d'entrée.
- Le bord opposé est également extrudé avec la pince afin de mieux voir le derme sous-jacent
- L'aiguille est maintenant croisée et insérée dans le derme, de sorte qu'une couche parallèle est créée par rapport au premier point de sortie sur le premier bord
- Par la suite, l'aiguille sort du derme en un point parallèle à l'insertion initiale. A ce stade, le nœud plat est fait afin de fixer la suture, l'excès de matière est coupé en prenant soin de ne pas trop s'approcher du nœud

10.4.6 La suture de matelas inversé

Cette technique est une variante de la suture horizontale de matelas qui consiste à inverser les bords par rapport à l'éversion.

C'est une méthode qui se prête aux zones du corps qui sont déprimées, comme les plis cutanés.

Exécution :

- L'aiguille dans cette technique est maintenue dans une direction parallèle au bord de la plaie
- Il est inséré à partir de la couche superficielle de la plaie jusqu'à ce qu'elle atteigne la couche profonde
- Il est ensuite inséré dans la couche profonde du bord de la plaie en restant légèrement en avant en suivant la direction horizontale
- L'aiguille est poussée vers la couche superficielle sur le même bord de la plaie, de sorte qu'elle soit en position horizontale par rapport à la première insertion
- Puis il passe à l'autre bord tout en maintenant une ligne parallèle par rapport au point de sortie
- L'aiguille émerge ensuite à nouveau de la couche profonde, pour se réinsérer dans la couche profonde du bord, puis réapparaît de la couche superficielle du deuxième bord.
- À ce stade, un nœud plat est fait, puis en prenant soin de couper les extrémités de la suture sans trop s'approcher du nœud

10.5 Suture en huit

Cette suture ne présente pas une exécution facile et nécessite un peu de pratique, c'est une technique qui permet la fermeture de plusieurs couches de la plaie dans une suture seulement.

Il est recommandé d'utiliser cette suture lorsqu'il est nécessaire de suturer une couche profonde avec la possibilité de retirer le fil ultérieurement. Une procédure utile pour tous les patients allergiques au matériau résorbable.

Il est utile de refermer les plaies qui se sont rouvertes ou pour celles qui n'ont pas de contour elliptique ou qui ont de petits défauts. Cette technique doit être évitée dans les sutures trop longues, car elles peuvent être particulièrement difficiles même pour le personnel le plus expérimenté.

Avantages

- C'est une technique qui vous permet de fermer plusieurs couches en même temps
- Son utilisation implique un étranglement plus faible des tissus grâce à la tension qui est répartie à travers différentes couches, ce qui conduit à une faible incidence de nécrose
- Les bords grâce à cette technique sont assemblés de manière plus congruente que d'autres techniques qui peuvent être moins précises

Les inconvénients

- Il ne fait aucun doute que c'est une technique difficile et exigeante, une pratique constante est certainement utile.

- Les patients lors du retrait de cette suture se plaignent d'un plus grand inconfort que les précédents que nous avons rencontrés, car le matériau est tiré des couches les plus internes

Exécution :

- L'aiguille pénètre dans la surface pour émerger du tissu sous-cutané, ici la piqure initiale est créée

- La piqure suivante est créée du côté opposé en la maintenant au même niveau, mais au lieu de réapparaître, l'aiguille est enfoncée profondément, ce qui la fait réapparaître à travers le derme.

- L'aiguille est croisée l'amenant au même niveau que le derme, et sort par le tissu sous-cutané

- L'aiguille croise à nouveau sur le deuxième côté, jusqu'à ce qu'elle atteigne la peau

- À ce stade, un nœud plat est fait, puis les extrémités du fil de suture sont coupées, en veillant à ne pas trop s'approcher du nœud.

10.6 Sutures croisées interrompues et sutures croisées de matelas

Ce type de suture a en son sein les propriétés de la suture interrompue simple, celle du matelas et aussi de la suture continue.

Généralement, il est effectué pour les mêmes cas dans lesquels la suture interrompue se produit, sauf lorsque la suture a une longueur qui veut gagner du temps. Comme il y a plus de nœuds, il y a aussi une plus grande garantie concernant le placement. Il est particulièrement utile dans les plaies de biopsie ou lors de l'extraction de dents. Dans les cas où il y a un mauvais apport sanguin, il est bon de ne pas utiliser ce type de suture. Si les vaisseaux sont attachés avec cette technique, on parle de suture horizontale de huit.

Avantages

- Permet de fermer les plaies asymétriques
- Il permet une bonne combinaison des bords à suturer, de cette façon la suture est très ferme

Les inconvénients

- Des précautions doivent être prises lors de l'exécution des ganglions, s'ils sont trop serrés, ils peuvent entraîner une strangulation ou une nécrose des tissus.
- Il n'est pas recommandé dans les zones ayant un certain impact esthétique

Exécution :

- L'aiguille est insérée dans la couche superficielle du bord, puis passée dans la couche la plus profonde
- De la surface profonde de la plaie opposée, il remonte à la surface

- L'aiguille est croisée avec le premier bord, puis insérée dans la couche superficielle
- Ensuite, il est prélevé dans la couche profonde pour être inséré dans le bord de la plaie opposée en maintenant le même niveau
- Il revient ensuite à la surface, au second bord de la plaie, l'aiguille est ensuite croisée sur le premier côté avant l'exécution du nœud plat.
- Sur la ligne de suture grâce à cette technique, un X est formé, et le processus est répété jusqu'à la fin

CHAPITRE 11
Les principales techniques de suture : avancées

Ces techniques de suture sont définies comme avancées à la fois pour leur degré de complexité mais aussi pour le fait qu'elles ne sont pas couramment utilisées en chirurgie, leur utilisation, bien que considérée comme une niche, ne devrait pas les faire paraître moins importantes, car leurs connaissances sont essentielles pour tout chirurgien. Dans ce chapitre, nous allons apprendre en détail certaines de ces méthodes.

11.1 Sutures hybrides

Ce type de suture combine différentes techniques de la structure de base, l'avantage de cette utilisation multiple réside dans le fait que les principaux avantages sont combinés dans une seule suture. Dans ce groupe, nous avons :

- La suture verticale du matelas combinée à la suture simple

C'est une méthode particulière qui peut combiner la variante très proche du matelas avec la variante simple. Il se prête très bien dans tous les tissus délicats, où il est nécessaire d'éviter l'effet d'étranglement.

Exécution :

* Il commence par faire une simple suture continue, puis l'aiguille est insérée dans un point sur le bord de la plaie afin qu'elle sorte par le derme, puis pénètre de l'autre côté toujours par le derme et sort ensuite au niveau de la peau

* Vous courez un nœud plat, vous allez couper l'extrémité la plus courte.

* Maintenant, l'aiguille est insérée dans la peau près du nœud, en prenant soin de la faire sortir en diagonale, en gardant à l'écart du tissu pour un maximum de huit millimètres

* Avec le porte-aiguille, l'aiguille est inversée, vous revenez à la peau en maintenant toujours le même niveau, approchant environ quatre millimètres.

* L'aiguille réapparaît du derme puis passe au derme de l'autre bord et sort sur la peau, restant à l'écart habituel de quatre millimètres de la plaie

* Nous passons ensuite au deuxième bord, cette fois nous gardons environ huit millimètres des tissus.

* En suivant une direction diagonale vous le faites émerger un peu plus loin mais pas beaucoup, vous passez du côté opposé de manière à le faire retomber dans la piqure, ce passage rappelle beaucoup la suture continue.

* Continuez dans cette direction alternée jusqu'à ce que vous atteigniez le point final de la plaie. Il ferme tout avec un nœud plat en utilisant la boucle qui était restée lâche. Couper les extrémités en prenant soin de ne pas s'approcher dangereusement du nœud

- La suture de matelas hybride

Ce type de suture combine la suture horizontale et verticale du matelas. Il est utilisé pour fermer les plaies épidermiques qui, en règle générale, nécessiteraient un matelas vertical, mais qui, compte tenu de leur largeur, peuvent également inclure l'autre technique sans problème. De cette façon, une excellente extraflexion des tissus est obtenue.

Exécution :

* Insérez l'aiguille dans un point du bord de la plaie, en gardant à l'écart de la marge (environ huit millimètres)
* L'aiguille est extraite du derme puis insérée dans le derme opposé.
* Par la suite, l'aiguille retourne à la peau en gardant huit millimètres de la marge
* Dans cette étape l'aiguille est orientée vers un point proche dans la direction de la plaie mais en gardant une ligne horizontale, rappelez-vous que dans ce cas la distance de la marge est raccourcie mais ne doit pas dépasser quatre millimètres

* L'aiguille est insérée dans la peau, avec cette étape, elle laisse une trace diagonale, également définie comme la deuxième piqûre d'entrée

* L'aiguille émerge alors du derme puis s'insère dans le derme du premier bord de la plaie

* Elle est ensuite extrait dans le premier bord près du niveau de la peau. Ici, nous sommes exactement devant le point d'insertion que nous avons fait au début

* Continuez à faire un nœud plat, à la fin, coupez les extrémités les plus courtes. L'ensemble de la suture a maintenant une apparence en forme de V.

* La suture à point de matelas verticale

Ce type de suture se présente comme un croisement entre la suture verticale de matelas et le point d'angle que nous avons rencontré dans le chapitre précédent. Cette technique particulière est utilisée pour mieux fixer les lambeaux à un angle, ou lorsqu'il y a un risque que la pointe aille trop profondément par rapport au volet.

Exécution :

* Vous insérez l'aiguille dans un bord du côté concave de la forme en V, en gardant environ six millimètres du bord

* L'aiguille réapparaît alors du côté du derme, restant toujours dans la zone V

* Par la suite, il va au-delà de la zone convexe du lambeau, puis va percer le derme d'un côté, en restant à une distance maximale de six millimètres de l'apex

* L'aiguille réapparaît de l'autre côté du derme, maintenant toujours le même niveau cette fois à partir de la pointe

* L'aiguille pénètre dans la partie concave du lambeau, passe dans le derme pour atteindre le deuxième bord

* Réapparaît de la peau en maintenant toujours une distance de six millimètres de la marge

* Maintenant, dans une position inversée, vous allez percer la peau en restant dans le même bord, en essayant de vous rapprocher de la marge (gardez une distance maximale d'environ trois millimètres)

* Maintenant, l'aiguille traverse le derme pour réapparaître formant le V

* Elle se déplace sur le derme avec la face convexe en restant à un maximum de trois millimètres du même apex, puis passe au derme du côté opposé, toujours à la même distance

* elle pénètre dans le derme du premier bord puis réapparaît de la peau, en gardant trois millimètres de la marge

* Vous terminez par le nœud plat et la coupe de l'excès de matière, en prenant soin de placer la coupe à quelques millimètres du nœud qui vient d'être effectué.

* La suture hybride de point de matelas

Ce type de suture se prête comme une technique valide capable d'arrêter les incisions qui ont la forme d'un Y. Il est utilisé dans les incisions cutanées parce que dans les couches profondes, nous avons tendance à préférer d'autres types de techniques.

Exécution :

* L'aiguille est dans une position perpendiculaire au Y
* Elle est insérée à partir de la peau en gardant un maximum de quatre millimètres de la marge, puis sort du derme et atteint ensuite le derme opposé.
* Elle ressort sur la peau en restant sur le même niveau, maintenant il est important d'observer la direction car il ne doit pas s'orienter perpendiculairement au Y (bras diagonal)
* Elle pénètre dans la peau par le même côté, en se tenant à environ quatre millimètres du bord, puis émerge du derme étant à la hauteur du V du Y
* À ce stade, il est dans une direction assez parallèle par rapport au derme
* Elle pénètre par le derme du côté de l'apex du bord opposé, puis émerge au même niveau que le derme de l'autre côté
* A ce moment, il est dans une position perpendiculaire au bras du Y
* Sel à travers la peau en essayant de maintenir une distance minimale d'au moins quatre millimètres

* terminez par le nœud plat et la coupe de l'excès de fil, en prenant soin de placer la coupe à quelques millimètres du nœud qui vient d'être effectué.

10.2 Sutures cutanées

Ce type de suture utilise une technique particulière dans laquelle la peau n'est pas perforée car la suture est confinée à l'état dermique. C'est une suture fondamentale dans toutes les zones du corps qui ont un impact élevé ou une valeur esthétique. Aucune trace de la suture n'est visible sur la peau.

Exécution :

- La direction de l'aiguille doit rester parallèle pendant toute la durée de la suture
- L'insertion de l'aiguille a lieu en surface, à quelques millimètres au-dessus de l'apex, puis elle sort du derme en restant parallèle à la ligne d'incision
- Elle se déplace ensuite vers la zone du derme opposé et est inséré au même niveau, en essayant toujours de rester dans une orientation parallèle
- Elle sort ensuite du derme en se déplaçant légèrement plus loin le long de la ligne de la plaie, en maintenant toujours une orientation parallèle
- L'aiguille traverse le derme puis réapparaît un peu plus loin, en maintenant toujours la même direction.

- Le passage est répété d'un côté et de l'autre jusqu'à ce que vous atteigniez la fin de la plaie. L'aiguille dépasse de l'apex de la plaie.

- Il y a une tendance à préférer dans cette suture l'exécution du nœud d'Aberdeen, ou d'un autre nœud qui peut être fait dans une suture continue. Il se termine par la découpe de l'excès de matière, en faisant attention à placer la coupe à quelques millimètres du nœud qui vient d'être effectué.

- Pour empêcher le matériau de pénétrer dans la plaie, vous pouvez effectuer le nœud Aberdeen au début, ou vous pouvez fixer le matériau avec du ruban chirurgical au lieu du nœud. En fonction de la zone et des caractéristiques de l'intervention, il appartient alors au médecin de prendre la meilleure décision pour obtenir le résultat escompté.

11.3 Suture en bourse

Ce type de suture est appelé ainsi parce que sa forme rappelle le cordon de certains modèles de sacs à main, qui étaient autrefois également utilisés pour contenir du tabac.

Il est utilisé pour les lésions rondes, cette méthode renferme une suture continue qui suit le contour de la plaie, grâce à cette procédure, la lésion prend une forme mineure, elle est particulièrement adaptée à la fermeture des lésions intestinales. C'est une technique qui crée des ondulations, pour cette raison, elle doit être évitée dans tous les domaines qui peuvent avoir une valeur esthétique.

Exécution :

- À l'aide de forceps, le bord de la plaie est prélevé afin de l'extruder.

- L'aiguille perce la couche superficielle puis l'extrait dans la couche plus profonde

- Elle passe ensuite à travers la couche profonde pour réapparaître dans la couche superficielle, légèrement à droite de la piqure d'origine, la distance du point de plaie reste toujours la même.

- Le passage décrit ci-dessus est effectué dans le sens inverse des aiguilles d'une montre jusqu'à ce que vous arriviez à la mèche finale de sortie (près du point initial)

- Les deux extrémités du matériau de suture sont utilisées pour fermer la lésion, un nœud plat est effectué.

- Il reste à dire que la plupart du temps cette technique nécessite des tours supplémentaires pour donner une plus grande sécurité à la suture elle-même. Si vous voulez obtenir des résultats plus efficaces, je vous recommande de remplacer le nœud plat par un nœud chaîné.

- Lorsque le nœud est effectué, il est possible d'utiliser un outil afin d'inverser les bords, cette procédure est utilisée pour s'assurer que la plaie est bien fermée lorsque vous allez tirer les fils de suture.

11.4 Suture de décharge

Ce type de suture est utilisé dans les plaies qui présentent un excès de tension. Il s'agit d'une suture temporaire dont le but principal est de garder les tissus proches les uns des autres tout en effectuant d'autres types de sutures. Il ne présente pas de tension car les tissus sont rapprochés grâce au glissement.

Exécution :

- L'aiguille traverse la surface du premier bord
- Par la suite, il réémerge de la couche profonde en se plaçant dans le bord opposé, en prenant soin de maintenir le même niveau, il est ensuite conduit dans la couche superficielle
- Dans le bord initial, vous pouvez voir quelques centimètres de matériau, tout ce qui représente un résidu est prélevé sur la pince
- L'aiguille pénètre dans la couche à la surface du premier bord, puis émerge dans la couche profonde, est ensuite prise du côté opposé, nous avons tendance à répéter le processus jusqu'à ce qu'il soit nécessaire
- À la fin, l'extrémité la plus longue est coupée, en maintenant quelques centimètres de marge
- Avec la pince, vous allez saisir l'extrémité la plus courte du matériau qui est prise avec la première extrémité.

11.4.1 Variante : suture de décharge dynamique

Dans cette variante, les mêmes étapes sont effectuées que la principale, la différence réside dans le fait que les extrémités du matériau sont saisies avec deux pinces différentes. Lorsque le tissu est bien ondulé, continuez à serrer le matériau avec une pince afin que les bords de la coupe se rapprochent.

Une autre pince est positionnée entre la peau et le matériau, à ce stade, la première pince est retirée. Une étape ceci, qui a tendance à être répétée plusieurs fois jusqu'à ce que vous obteniez une approche des bords sans qu'il y ait de tension excessive.

11.5 Suture croisée

Ce type de suture est utilisé lorsqu'une combinaison plus décisive de plaies est nécessaire. Il se prête très bien lorsque vous avez des arêtes particulièrement saignantes, car il permet une hémostase efficace. S'il a des côtés positifs, il est nécessaire de souligner les négatifs, il n'a pas un haut degré de sécurité et peut facilement se détacher.

Exécution :

- commencez par une simple suture continue, l'aiguille pénètre à la surface de la peau, puis passe dans la couche profonde des deux côtés, puis sort du côté opposé à la surface de la peau
- Au lieu de placer le nœud plat, prenez l'extrémité la plus courte avec une pince hémostatique
- Continuez à suivre ce schéma jusqu'à ce que la suture soit terminée, après quoi l'aiguille est inversée et continue dans la direction opposée sur toute la longueur de la suture.

- Chaque étape forme maintenant un X
- Lorsque vous atteignez le côté opposé, les pinces de garrot sont relâchées, pour continuer l'exécution du nœud plat
- Les deux extrémités de la suture sont coupées. Cette technique, si elle est exécutée de manière professionnelle, peut donner des résultats esthétiques surprenants.

11.6 Suture Lembert

Ce type de technique avancée est utilisé pour recréer des structures anatomiques inversées. Comme, par exemple, le pli situé à la base du nez ou celui situé près de l'oreille, les deux peuvent être structurés à l'aide de cette technique particulière. Il est non seulement utile à l'extérieur mais aussi à l'intérieur, il est également utilisé pour suturer l'intestin. C'est une méthode qui facilite l'inversion des bords de la plaie.

Exécution :

- L'aiguille passe dans la couche profonde du derme, puis sort dans la couche superficielle de la peau, en restant un peu à l'écart du bord de la plaie
- Ensuite, il passe de l'autre côté puis arrive dans la couche superficielle de la peau, en restant toujours à l'écart du bord de la plaie pour sortir enfin à travers le derme profond.

- Un nœud plat est fait qui est ensuite enterré, les deux extrémités du matériau sont coupées en prenant soin de ne pas aller trop près du nœud

- Ce type de structure peut également être fait en continu. Dans ce cas, seule l'extrémité courte est coupée tandis que la plus longue est utilisée pour l'ensemble du processus par des piqûres alternées, allant du derme pour atteindre un point de la plaie sur la peau. Cette exécution est répétée sur toute la longueur de la plaie jusqu'à ce qu'elle atteigne son point final.

- À ce stade, un nœud plat est fait, vous allez saisir la boucle, puis vous allez couper les extrémités laissées libres.

11.7 Suture en treillis

Ce type de technique est particulièrement utile lorsque les plaies doivent être combinées avec une tension considérable. Ilse prête également aux tissus atrophiques où les sutures normales sont incapables de joindre les tissus de manière professionnelle. C'est une technique qui permet d'obtenir un renforcement particulier de la plaie de cette manière les tissus sont mieux soutenus.

Exécution :

- Cela commence par de simples sutures interrompues, celles-ci ne sont pas faites à travers la plaie mais sont placées à un niveau parallèle d'un côté

- Ils doivent être trouvés sur toute la longueur de la coupe
- Cette procédure est également répétée du côté opposé, il est important de souligner que les deux sutures présentes de chaque côté doivent être alignées l'une avec l'autre
- Maintenant, des sutures simples et interrompues doivent être placées à travers la plaie, l'aiguille pénètre dans la couche superficielle du bord, d'une part, elle est en position latérale par rapport à la suture qui a été faite précédemment
- Elle réapparaît ensuite de la surface profonde pour atteindre le bord de la plaie exprès, du côté superficiel, en restant toujours en position latérale atteignant le point médian de la suture.
- Un nœud plat est fait, puis les extrémités sont coupées en prenant soin de ne pas trop s'approcher du nœud qui vient d'être fait.

11.8 Suture cutanée combinée

Cette technique de suture particulière permet de gagner du temps d'une part et d'autre part peut également être utilisée dans les plaies profondes qui sont particulièrement serrées. Si peut fermer plusieurs couches en même temps tout en maintenant la flexion des bords, à certains égards, il peut rappeler les huit sutures que nous avons rencontrées dans le chapitre précédent, mais contrairement à cela, il présente un plus grand degré de sécurité car les volets sont beaucoup mieux combinés.

Exécution :

- L'aiguille traverse la peau d'un côté du bord de la plaie, il est important dans ce cas de garder une distance minimale de 8 mm de la marge

- L'aiguille réapparaît alors à l'intérieur du derme le plus profond toujours du même côté, puis elle est légèrement croisée afin de pénétrer le derme profond en gardant au même niveau sur la marge opposée

- L'aiguille continue vers la partie superficielle du derme, nous sommes sur le deuxième bord de la plaie en maintenant le même niveau que le premier bord

- L'aiguille réapparaît de la partie profonde du derme sur le premier bord, puis pénètre dans le derme superficiel du bord opposé.

- Par la suite, il réapparaît à travers la peau toujours du même bord même ici il est important de garder une distance minimale de huit millimètres de la marge

- À ce stade, l'aiguille est inversée pour être insérée à travers la peau, la marge à tenir à ce point tombe à quatre millimètres

- L'aiguille émerge puis est croisée puis insérée dans la jonction dermo-épidermique, en maintenant toujours le même niveau

- L'aiguille réapparaît à travers la peau, à quel point nous sommes à environ trois millimètres du bord de la plaie

- Enfin, vous exécutez un nœud plat. Les extrémités de la suture sont coupées en essayant de faire attention à ne pas trop s'approcher du nœud qui vient d'être effectué.

11.9 Boucle de Kessler

Ce type de suture est notamment utilisé pour la réparation des tendons.

Exécution :

- L'aiguille traverse la partie profonde du tendon, puis atteint la couche superficielle. De cette façon, la première bouchée est créée

- L'aiguille avec le fil de sutureest enroulée autour du tendon, de manière à créer une boucle

- De la partie superficielle du tendon, il continue vers la partie la plus profonde, de cette façon une fermeture est formée

- L'aiguille est retournée du côté opposé, en répétant le processus qui va de la partie profonde à la partie superficielle. De cette façon, la piqure se forme également de l'autre côté.

- L'aiguille est enroulée autour du tendon en changeant à nouveau de direction (dans cette direction, elle continue dans la direction opposée)

- Elle revient ensuite à la couche superficielle, puis à la couche profonde.

- Les extrémités des côtés sont collectées pour la formation du nœud plat. Passez à la coupe, en faisant attention à ne pas trop vous approcher du nœud qui vient d'être créé.

11.10 Suture de Cushing

Ce type de technique représente une suture continue inversée. Il est particulièrement indiqué lorsque vous devez fermer les incisions intestinales, car il ne pénètre pas dans la lumière mais n'implique que la partie séreuse, la partie musculaire et la sous-muqueuse.

Exécution :

- Cela commence par la première morsure qui est prise au sommet de la plaie ou juste au-dessus du point
- Dans les premiers stades, il ressemble à une suture simple continue. L'aiguille, en effet, pénètre dans la partie superficielle d'un côté puis émerge de la partie profonde de l'autre côté, en maintenant le même niveau.
- continuez avec l'exécution d'un nœud plat où seule l'extrémité courte est coupée
- L'aiguille suit ensuite une direction parallèle par rapport à l'incision, d'un côté de la plaie une morsure est prise (couche superficielle), cela continue dans la couche profonde puis réapparaît dans la couche superficielle du même côté, légèrement orientée vers le bas de quelques millimètres par rapport à la ligne de la plaie.
- L'aiguille se déplace dans la direction opposée, où une morsure d'entrée est créée qui doit correspondre à la piqure de sortie
- Ce processus est répété alternativement d'abord d'un côté, puis de l'autre jusqu'à ce que la plaie soit terminée.

- En utilisant la boucle lâche, le nœud plat est effectué. Les bords de la plaie grâce à l'inversion signifient que le nœud plat est enterré.

11.11 Surjet passé

Ce type de suture est utilisé lorsque les bords ont une longueur différente, une situation très fréquente qui se produit lors de l'insertion d'un rabat. Avec cette technique, nous voulons niveler les longueurs des deux côtés, recherchant ainsi également une amélioration d'un point de vue esthétique.

Exécution :

- Commencez à partir du sommet où les bords se rencontrent
- Juste au-dessus de l'apex est placée la suture unique interrompue, l'aiguille est insérée et retirée suivant une ligne perpendiculaire à la même plaie
- Vous effectuez un nœud plat, puis ne coupez que la pièce d'extrémité la plus courte
- L'aiguille revient au bord le plus long en essayant de s'éloigner d'environ six millimètres de la suture interrompue
- Une morsure est ensuite effectuée sur le bord le plus long.
- L'aiguille est croisée sur le bord le plus court et se retrouve ensuite à un niveau plus profond.
- Maintenant, l'aiguille est plus proche de la suture interrompue initiale

- Par la suite, un croisement est fait sur le bord le plus long afin d'avoir une large morsure superficielle

- L'aiguille revient ensuite surle bord le plus court où une morsure serrée et profonde est effectuée.

- Procédez comme une suture continue jusqu'à ce que vous atteigniez la fin de la plaie

- Le nœud plat est effectué à l'aide de la boucle laissée lâche, les extrémités qui restent sont coupées en prenant soin de ne pas trop s'approcher du nœud qui vient d'être exécuté.

11.12 Suture de Frost

Ce type de suture est utilisé en chirurgie orbitaire, grâce à cette technique, la paupière inférieure reste en position, de cette façon l'éversion de la paupière inférieure est évitée, un événement très fréquent lorsque l'œdème se produit.

Exécution :

- L'aiguille est insérée sous la partie médiale de la paupière inférieure

- Plus tard, il émerge dans la zone conjonctivale, ici la piqure doit être serrée d'une taille maximale de trois millimètres.

- Il est essentiel de pouvoir éviter le point lacrymal et le canalicule.

- L'aiguille traverse ensuite la peau pour être retirée près du sourcil.

- Un nœud plat est fait, puis les extrémités excédentaires sont coupées.
- Ce type de suture est utile pour soutenir et soutenir la paupière inférieure, l'empêchant ainsi de trop pendre
- Il faut dire que le nœud (partie supérieure) peut être remplacé par des bandes adhésives chirurgicales afin de pouvoir vérifier l'étanchéité de la suture dans la période suivant l'opération.

11.13 Suture de Bolster

Ce type de suture est utilisé pour fixer la gaze sur le site d'opération. C'est une technique qui se prête très bien aux greffes car elles doivent adhérer parfaitement à la partie avec laquelle elles sont connectées. Il peut également fournir un soutien supplémentaire au cartilage après la chirurgie esthétique.

Exécution :

- Un morceau de gaze est placé sur la peau, les sutures doivent être effectuées autour de la gaze comme pour former un cercle ou une ligne imaginaire.
- L'aiguille est insérée dans la peau en gardant à l'esprit les heures du cadran de la montre, dans ce cas l'aiguille entre dans la position de six heures, puis sort à neuf heures
- Une traversée horizontale est alors effectuée vers trois heures.
- L'aiguille de ce point réapparaît à midi, immédiatement après qu'il y ait un autre croisement qui se termine à six heures.

- À la fin, un nœud plat est fait, nous procédons à la coupe de l'excès de matière, en faisant attention à ne pas trop s'approcher du nœud.
- Le matériau utilisé dans la suture permet à la gaze de rester en place, dessinant un X dessus.

CHAPITRE 12
Soins postopératoires

Les plaies suturées nécessitent des soins postopératoires attentifs, ce discours ne s'applique pas à toutes les sutures bien sûr mais seulement aux sutures visibles, les internes peuvent nécessiter un contrôle par le médecin, par des examens spécifiques dans lesquels la ligature correcte est surveillée en fonction de l'intervention qui a été subie.

Les cicatrices chirurgicales font partie d'un processus cutané qui doit être considéré comme normal, bien qu'il puisse présenter de petites complexités qui ne doivent pas être sous-estimées, en particulier dans les cas où nous réalisons que quelque chose ne va pas.

Quelle est l'aspect d'une cicatrice qui guérit correctement ? Les traits visibles à œil lui donne un aspect plat et fin, avec une couleur très similaire à celle de la peau qui l'entoure. Les soins à prendre après la chirurgie sont essentiels pour s'assurer que la cicatrice reste bien formée.

12.1 Traitement

Après la suture, il est nécessaire de procéder en pansant la plaie pour la protéger de l'infection, de la poussière ou de toute contamination. Pour un pansement correct, il est bon de faire attention aux points énumérés ci-dessous :

- La gaze ne doit jamais être appliquée car le tissu peut coller aux sécrétions de la plaie, si elles ne sont pas retirées immédiatement, lorsque la sécrétion sèche, leur retrait est très douloureux
- Fondamentalement, nous utilisons de la gaze imprégnée de paraffine ou d'autres solutions, si vous n'avez pas ce type de gaze disponible, utilisez une pommade médicale sur la peau, puis mettez la gaze comme protection.
- La gaze est maintenue en place par du ruban chirurgical
- Comme pour les greffes de peau, un tampon de gaze est fixé directement au-dessus du greffon afin qu'il adhère bien

12.2 Soins des plaies

- Pendant les premières 24 heures, il est important de garder la plaie sèche et propre
- Si aucune goute de sang ou de liquide ne sort, vous ne devez pas toucher les pansements pendant les deux premiers jours.
- Après les deux premiers jours, la plaie peut être nettoyée à l'aide d'une solution saline ou avec du savon et de l'eau simples, après le nettoyage, une pommade aux propriétés antibiotiques doit être appliquée, qui doit être appliquée selon les instructions du médecin.

12.3 Retrait des sutures

Les sutures qui réabsorbent ne sont pas éliminées, celles qui ne sont pas résorbables après un certain temps doivent être retirées. Le temps varie en fonction du type de plaie et de son emplacement. Les zones du corps où il y a un bon apport sanguin ont tendance à guérir plus rapidement que celles où le sang est plus rare. En général, il est recommandé de suivre les règles ci-dessous :

- Les sutures sur le visage peuvent être retirées dans les trois jours
- Les sutures effectuées sur le cuir chevelu peuvent être retirées dans les cinq jours
- Les sutures à l'abdomen peuvent être retirées en une dizaine de jours
- Les sutures impliquant le membre supérieur près de l'aine, ou celles dans la cavité buccale prennent environ une semaine
- Les sutures placées dans la région dorsale, les membres ou le tronc inférieur peuvent être retirées jusqu'à quinze jours

Les sutures doivent être retirées à l'aide de la technique suivante :

- La plaie doit être nettoyée avec de la gaze contenant une solution saline, de cette façon le tissu cicatriciel et le sang incrusté sont enlevés

- Avec la pince tissulaire, un petit étirement de la suture est soulevé, avec des ciseaux de suture, l'extrémité du matériau près du nœud est coupée

- Avec les pinces, vous commencez à tirer doucement le nœud, de cette façon le matériau se détache du tissu

- Cette procédure doit être répétée jusqu'à ce que toutes les sutures soient retirées.

- Pour les continus, il ne suffit pas de couper près du nœud, chaque boucle doit être coupée et enlevée par elle-même

- Si vous souhaitez retirer les sutures sous-cutanées, vous devez couper le nœud apex des deux extrémités, puis retirer la suture.

12.4 Le processus de guérison

Le processus de guérison se déroule en trois phases :

- **La phase d'hémostase** concerne la première partie du processus, elle commence dès que nous faisons ou subissons une blessure, son but principal est de contrôler le saignement, en limitant la prolifération ou l'entrée de micro-organismes pouvant entraîner une aggravation. Avec la formation du caillot, le saignement s'arrête tandis qu'une série de réactions ont lieu dans le corps pour limiter toute infection. Tout cela dépend également du type de plaie. Toute la phase d'hémostase peut prendre de quatre à six jours.

- **La phase inflammatoire** commence après la lésion, il y a aussi une implication du système immunitaire dans le but de prévenir les infections. Des fibres de collagène et d'élastine sont produites. L'apparence de la cicatrice est légèrement rougie, en outre, le patient peut ressentir une sensation de démangeaisons gênantes. Cette phase spécifique peut durer jusqu'à six semaines

- **La phase de construction** commence lorsque la plaie a terminé sa fermeture, se forme et prend une forme plate grâce à l'intervention de l'élastine. La peau devient plus claire à mesure que le tissu retrouve sa forme, s'adoucit et s'aplatit. Cette phase peut durer de quelques mois à deux ans

L'équilibre entre les différentes phases est très important car il conduit à la guérison finale sans interruption due à des processus infectieux ou inflammatoires. Le problème de la guérison n'est pas seulement représenté par les infections, mais aussi par l'état de la cicatrice, si elle guérit de manière altérée des cicatrices hypertrophiques ou des **chéloïdes** peuvent se former.

Cet état pathologique a une origine génétique même s'il touche particulièrement les peaux plus jeunes car il a un plus grand degré de réactivité. Les zones du corps les plus sujettes sont :

- Le visage
- Les dossards
- Le dos
- Le cou
- La région supérieure du bras

La cicatrice hypertrophique a un aspect surélevé et est produite en raison d'un excès de collagène, les principaux symptômes sont des démangeaisons. La guérison dans la plupart des cas se produit par régression spontanée.

La cicatrice chéloïde a un aspect décidément inesthétique en raison de son irrégularité et est formée de tissu cicatriciel. Elle peut s'étendre au-delà des limites de la lésion elle-même et provoque très souvent de fortes démangeaisons associées à la douleur. Par rapport à l'hypertrophique, il ne présente aucune régression spontanée et peut dans certains cas nécessiter des infiltrations pharmacologiques telles que la cortisone, dans les plus graves, une ablation chirurgicale est nécessaire.

Les deux cicatrices sont classées comme des troubles anormaux du processus de guérison qui se sont produits anormalement. Le processus de guérison est influencé par des facteurs externes et génétiques. Pour une modulation correcte de la réponse inflammatoire, il est essentiel d'intervenir dès les premiers stades de la guérison.

Les cicatrices pathologiques, à la fois pour leur apparence et pour les symptômes et les complications qui peuvent en découler, peuvent affecter négativement la qualité de vie à bien des égards. Par conséquent, la prévention devrait commencer immédiatement après la chirurgie.

La déhiscence de la plaie peut être générée par une infection, mais il n'est pas possible d'exclure d'autres causes non infectieuses. La déhiscence peut être atteinte en raison d'un positionnement incorrect, dans ce cas s'il n'y a pas d'infection et que vingt-quatre heures ne se sont pas écoulées, il est possible de répéter la suture. Si cela n'est pas possible, il faudra laisser la plaie guérir spontanément.

La période après le retrait des points de suture peut être très douloureuse, au point que la plaie peut apparaître rouge, enflée et douloureuse. L'adoption de certains comportements peut faciliter l'ensemble du processus de guérison.

- Désinfection

Il est très important de nettoyer la plaie avec des produits désinfectants pour prévenir l'apparition d'infections.

- Utilisation de crèmes ou de patchs silicone

L'utilisation de ces produits spécifiques est capable de limiter l'étirement de la peau, qui est plus douce et moins irritante. Selon la situation clinique et le sujet, le produit spécifique doit être recommandé.

- Utilisation de la dermo-cosmétique

Ces produits ne doivent pas être utilisés avant qu'un mois se soit écoulé depuis la chirurgie, une fois que la plaie a bien séché, elle doit être massée au moins deux fois par jour avec des produits spéciaux (en faisant des massages, il est recommandé de suivre la direction de la cicatrice). Les crèmes qui stimulent la formation de l'épithélium sont préférables.

La plaie doit être protégée et pour éviter une pigmentation excessive, il est recommandé de ne pas l'exposer au soleil pendant au moins six mois. Il est important de faire attention à la température, une chaleur excessive ou trop froid peut entraîner des effets désagréables. Les tissus doivent laisser respirer la peau autant que possible, les tissus doux et naturels sont préférables aux tissus synthétiques.

Il existe des crèmes qui, grâce à leurs propriétés anti-inflammatoires et antimicrobiennes, sont parmi les plus appropriées pour une approche naturelle. Ces traitements sont utiles pour tout type de cicatrice, quel que soit l'âge ou la taille du patient. Les plus utilisés sont :

Extrait d'Allium : il s'agit d'un gel contenant un extrait d'oignon, ce légume possède de grandes propriétés anti-inflammatoires et antimicrobiennes. Il est utilisé avec l'allantoïne, un ingrédient précieux aux propriétés hydratantes et apaisantes. Cette combinaison naturelle intervient pour contrer la formation de cicatrices pathologiques et aide à résoudre même celles existantes.

Gel d'aloe vera : l'aloe vera est riche en substances régénératrices, les plus responsables de la cicatrisation sont sans aucun doute la vitamine C, les polysaccharides, le zinc. L'action synergique de ces éléments aide à la formation de nouveau collagène. L'utilisation de ce gel permet une cicatrisation rapide des plaies combinée à un processus de cicatrisation efficace. De plus, la peau reste élastique et moins sujette aux tensions.

Huile ozonée : ce type d'huile est capable d'accélérer le processus de guérison, augmentant ainsi l'action des fibroblastes. Le processus d'inflammation est également considérablement réduit. Il s'ensuit que l'utilisation de cette huile ou de crèmes contenant le même ingrédient actif, est une aide valable pour la reformulation de l'épithélium aidant à la guérison physiologique du corps.

CONCLUSIONS

Ce n'est jamais facile d'écrire cette partie du livre, les conclusions en elles-mêmes vous invitent à faire le point, j'ai voulu partager dans ce livre, un aperçu sur le thème des sutures. je crois que vous ne pouvez pas avoir une seule connaissance des « points de suture » sans un contexte bien défini.

Avant de comprendre l'utilisation des différents outils et comment les utiliser, il faut à mon avis, une bonne communication avec le patient. Aujourd'hui l'approche de la médecine a changé, dans un certain sens elle est devenue beaucoup plus humaine qu'elle ne l'était dans le passé.

L'écoute de ceux qui sont en face de nous est essentielle pour créer ensuite un cadre thérapeutique adéquat. Dans ce manuel, en plus de ces aspects, j'ai voulu explorer différents domaines que je trouve étroitement liés au thème des sutures, parmi lesquels l'anesthésie.

Surtout aujourd'hui où nous avons tendance à accorder de l'importance à la douleur. Si jusqu'à il y a plus d'un siècle la douleur rendait fort, au cours des dernières décennies, une branche de la médecine qui s'occupe de la gestion de la douleur est née, compte tenu de son importance. L'anesthésie permet au médecin d'intervenir sans avoir à se soucier de quoi que ce soit d'autre.

Pour effectuer une suture, il faut connaître les outils du métier, leur entretien, tous les processus de stérilisation y compris les règles régissant la pratique. Après avoir appris à effectuer les sutures de base et les différents types de nœuds, vous trouverez une section dédiée à celles plus avancés qui sont effectuées dans des cas particuliers et avec un certain niveau d'expérience chirurgicale.

En plus des différentes étapes de la suture, il faut bien connaître les infections possibles et comment les traiter et surtout quels sont les agents qui les provoquent. Même si vous penser que la plupart d'entre elles sont contractées directement à l'hôpital après avoir subi une opération, il vous faut considérez que le corps est plus faible et que ces organismes peuvent s'approprier d'un espace qui ne leur appartient pas.

J'espère, en tant qu'auteur, que vous avez trouvé mon travail de recherche intéressant et qu'il sera à l'origine d'approfondissements, d'études approfondie et de recherches supplémentaires, compte tenu également du fait que les connaissances médicales évoluent constamment.